LA MAGIE

de la

Céramique

LA MAGIE

de la

Céramique

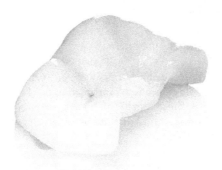

GUIDE DES
SOINS DENTAIRES

JEAN LAROCQUE

Advantage®

Publié par Advantage, Charleston, Caroline du Sud.
Membre d'Advantage Media Group.

ADVANTAGE est une marque déposée et le colophon Advantage est une marque commerciale d'Advantage Media Group, Inc.

Imprimé aux États-Unis d'Amérique.

ISBN : 978-1-59932-766-2

Couverture conçue par George Stevens.

Cette publication a pour objet de fournir des renseignements exacts et faisant autorité relatifs au sujet couvert. Elle est vendue étant entendu que l'éditeur n'a pas mission de fournir une expertise légale ou comptable ou toute autre prestation professionnelle. Si une assistance légale ou une autre expertise est nécessaire, les services d'un professionnel compétent doivent être recherchés.

 Advantage Media Group est fier de participer au programme Tree Neutral®. Tree Neutral compense le nombre d'arbres utilisés pour la production et l'impression de ce livre en prenant des mesures proactives telles que planter des arbres en nombre directement proportionnel à celui des arbres abattus pour imprimer les livres. Pour en savoir davantage à propos de Tree Neutral, veuillez consulter le site www.treeneutral.com.

Advantage Media Group est un éditeur de livres d'affaires, d'auto-perfectionnement et de perfectionnement professionnel. Nous aidons les entrepreneurs, les chefs d'entreprise et les professionnels à faire part de leur histoire, passion et savoir afin d'aider les autres à apprendre et se développer. Disposez-vous d'un livre ou manuscrit que vous vous voudriez que nous envisagions de publier? Veuillez consulter le site advantagefamily.com ou composer le 1.866.775.1696.

En guise de merci pour quarante années de loyauté à tous les patients de la Clinique Dentaire Jean LaRocque

TABLE DES MATIÈRES

INTRODUCTION

Dans cet ouvrage, j'ai voulu donner à mes patients un document pour les aider à faire des choix en ce qui regarde les soins dentaires. C'est sûr, les gens sont inondés d'information de nos jours, avec l'internet. Trop d'information est parfois aussi préjudiciable que trop peu.

J'ai aussi voulu donner une perspective de comment on en est arrivé à la dentisterie moderne. Autrement dit, j'ai voulu partager mon enthousiasme quant aux possibilités qui nous sont maintenant offertes pour réhabiliter les appareils masticatoires endommagés par la carie, l'usure et les traumatismes.

J'espère que la lecture vous sera utile et agréable!

PRÉAMBULE

Voilà M. Ladouceur, votre restauration céramique est terminée. Elle est liée à votre dent et lui redonne presque cent pour cent de la force qu'elle avait avant la première attaque de carie. Elle est belle, d'une couleur qui se marie harmonieusement à vos dents naturelles.

Tout est complètement durci. Votre dent est prête à fonctionner normalement sans délai. Vous pouvez rire, sourire, mastiquer, mâcher, couper, broyer comme si cette dent-là n'avait jamais fait connaissance avec les bactéries de la carie dentaire.

Votre dent qui n'était plus que le tiers d'elle-même, est redevenue entière et solide. Profitez-en bien!

CHAPITRE I

La Bonne étoile

CHAPITRE I : LA BONNE ÉTOILE

M. Ladouceur était un patient de longue date. Il prenait bien soin de sa bouche, venait régulièrement à ses visites de contrôle. On réparait toujours ses caries alors qu'elles étaient facilement traitables, parce que d'une étendue limitée. Mais sa première molaire en bas à droite présentait une grosse obturation en argent.

Plusieurs fois je lui ai mentionné que la dent était fragile. Des parois de dent affaiblies par une large obturation ne peuvent résister indéfiniment aux forces de la mastication. Il faut voir les forces impliquées, au-delà de cinquante kilogrammes, de même que les coefficients de contraction-dilatation quand on passe de crème glacée (-10 °C) à café (+90 °C) en quelques secondes.

Mais M. Ladouceur avait d'autres priorités. Les études des enfants, les freins de la voiture, le plancher du sous-sol, etc. Comme la dent était non douloureuse et fonctionnelle, il était facile de remettre à plus tard.

Pourtant, les fêlures que l'on voit avec les caméras intra-orales sont indéniables. Les fêlures ne se réparent jamais, elles progressent. Parfois lentement, parfois plus vite. La seule chose qui est sûre, c'est qu'un jour elles deviendront une fracture. Toutes les fêlures sont des bébés fractures, qu'on parle d'une dent, d'un édifice, d'un pont, d'un viaduc.

Il ne faut pas attendre que la dent fracture, M. Ladouceur.

Puis, la visite semi-annuelle suivante, M. Ladouceur se plaint d'une légère douleur à la mastication en bas à droite. À l'examen je m'aperçois que c'est une des quatre cuspides de sa première molaire inférieure droite qui est en cause. La fêlure a progressé assez pour qu'une pression d'une force déterminée, dans un angle déterminé, fasse un peu écarter la paroi de la dent ce qui cause la douleur.

Il faut faire la restauration céramique, M. Ladouceur. Non, je ne peux vraiment pas maintenant. Je vais lui faire attention. Je vais manger de l'autre coté.

Deux mois plus tard, le téléphone sonne à la clinique. Josée, la réceptionniste est informée par M. Ladouceur, que sa dent est cassée. Il voudrait un rendez-vous pour vérifier si sa dent peut toujours être sauvée.

Chanceux, la fracture est au dessus de la gencive. La restauration céramique est possible. M. Ladouceur demande s'il est possible d'étaler le paiement. On l'informe d'un plan de financement disponible, on fixe un rendez-vous et l'histoire finit bien.

Il n'en est pas toujours ainsi. Parfois, la fracture se fait de façon oblique et descend jusque sous le niveau osseux et condamne la dent à l'extraction et au remplacement par une couronne sur implant qui va coûter quatre fois le prix de la restauration céramique.

Pour M. Ladouceur, c'est une fin heureuse. Pour moins que le prix d'un tout-inclus dans le sud, il va pouvoir profiter de sa molaire pendant souvent plus de vingt ans avant d'avoir à remplacer sa restauration. On dirait que c'est une jouissance plus durable qu'une semaine dans le sud. Cela bat facilement la longévité d'une tablette ou d'un téléphone intelligent.

À chaque visite à la clinique, M. Ladouceur m'informe de son appréciation de sa nouvelle dent. Comment elle est belle et confortable. Plus de douleur à la mastication, comme c'est agréable. Bien convaincu, il assure que si la situation se présente de nouveau, il n'hésitera pas, il va procéder tout de suite à la restauration céramique préventivement. Plus question de se priver de certains aliments ou de mastiquer tout croche ou d'avaler tout rond. La vie est trop belle, il faut y mordre à pleines dents.

Même avec les avancées de la dentisterie moderne, il n'y a toujours rien qui puisse être aussi parfait qu'une racine de dent naturelle. Même les fausses racines appelées implants, qu'on a maintenant, n'ont pas la technologie extraordinaire d'une racine naturelle. C'est que les dents naturelles ont un système hydraulique entre la racine et l'os, appelé ligament parodontal, qui permet d'absorber les forces de la mastication. Les implants n'ont pas n'ont pas cette « suspension ». La fausse racine de métal est appuyée directement sur l'os.

Et que dire des remplacements de dents amovibles. C'est sûr qu'ils remplissent l'espace de la dent manquante, qu'ils permettent de montrer un sourire d'apparence entier. Mais il reste que ces fausses dents sont soutenues par une structure souvent encombrante, munie de crochets parfois apparents, structure qu'il faut enlever pour le nettoyage et pour dormir. Les prothèses amovibles sont très loin du confort des dents naturelles.

Quand on a la chance d'avoir des bonnes racines de dents naturelles, il faut essayer de tout faire pour les conserver. Rien d'autre ne pourra faire aussi bien le travail qu'elles font. Elles sont irremplaçables. On peut remplir l'espace crée par une dent perdue avec des fausses dents, mais on ne retrouvera jamais le confort, la fiabilité et la commodité d'une vraie dent.

M. Ladouceur, vous avez fait le bon choix. Mais comment la molaire de M. Ladouceur qui était entrée en bouche toute saine, toute blanche, peut-elle en arriver à s'effondrer ainsi? Une dent qui donne l'apparence d'un loyer vandalisé. Comble de malheur, en plus des vandales de la carie dentaire dont M. La douceur a souffert, il en existe qui attaquent les gencives.

Derrière la magie
Les Parodontites

La gingivite concerne la moitié des adultes. Les maladies parodontales ne sont pas anodines. Elles sont des maladies infectieuses dues à la présence de micro-organismes contenus dans la plaque dentaire située entre la gencive et la dent. Elles sont fréquentes (quel que soit l'âge), le plus souvent silencieuses et découvertes lors d'une visite chez le dentiste. Les maladies parodontales peuvent entraîner la destruction des tissus de support de la dent : gencive, ligament et structure osseuse.

La gingivite est le passage obligé vers les parodontites. Tous les patients atteints de gingivite n'évolueront pas vers la parodontite, mais cette affection constitue un facteur de risque. La parodontite touche entre vingt et cinquante pour cent des adultes dans les pays industrialisés. Le groupe des 35 à 65 ans est atteint à vingt-cinq pour cent par des parodontites avancées. Comme dit plus haut, une conséquence majeure de la parodontite est la destruction complète des tissus osseux conduisant à la perte de la dent.

Près de quarante pour cent des extractions dentaires en Amérique du Nord sont la suite des dégâts de la parodontite. Elles sont la première cause de la perte des dents chez les plus de trente ans. De plus les dents perdues à cause de parodontite sont souvent difficiles à remplacer de façon fixe, car parfois la perte osseuse est tellement grande qu'il n'en reste pas assez pour y placer un implant sans greffe osseuse.

La gingivite est une inflammation de la gencive due à l'accumulation de plaque dentaire. Celle-ci est un amas de bactéries organisé en un biofilm qui adhère solidement à des surfaces non organiques, rugueuses en particulier. Les gingivites se développent donc de préférence dans les bouches offrant des niches écologiques permettant leur croissance. Une bouche mal entretenue constitue un habitat idéal pour accommoder ces bactéries et leur permettre d'évoluer. En bouche on verra des gencives qui saignent et parfois une augmentation légère de leur volume.

Outre les symptômes décrits pour la gingivite, dans la parodontite on observe des signes d'infection entre la gencive et la dent (micro-abcès) ou de la mobilité des dents et/ou de la migration de celles-ci. Mais c'est surtout la formation de « poches » entre la gencive et la dent qui est caractéristique de la parodontite. Le diagnostic repose donc sur la détection de ces poches parodontales, simplement dit, sur la différence de niveau entre la crête de la gencive et celle de l'os.

Avec une sonde millimétrée, le dentiste va donc mesurer la profondeur des poches en insérant de façon indolore la sonde entre la gencive et la dent. L'examen radiologique viendra confirmer la présence de ces poches et l'étendue de la perte osseuse. Hélas, cet os perdu ne reviendra à peu près jamais, à moins d'une bonne dose de chance. Le but ultime de toute thérapie parodontale est d'arrêter la maladie et ainsi prévenir davantage de perte. Le traitement repose principalement sur le nettoyage mécanique non-chirurgical (surfaçage) des dépôts présents dans la poche parodontale. Dans les cas plus avancés, une approche chirurgicale sera nécessaire afin de gagner accès à tous les microbes présents.

Il semblerait que les parodontites ne se limiteraient pas à commettre ces atrocités au niveau de la bouche en faisant perdre des dents et par conséquent de la qualité de vie. Il est de plus en plus évident, suite à différentes études épidémiologiques, qu'il y a un lien entre les parodontites et différentes autres pathologies. Les maladies parodontales pourraient avoir des répercussions sur tout l'organisme du fait du passage de microbes et aussi de facteurs inflammatoires dans la circulation sanguine. Des études sérieuses montrent qu'il y aurait une relation avec le diabète, les maladies cardio-vasculaires, l'athérosclérose, l'ostéoporose, la naissance prématurée et les maladies respiratoires.

Les patients affectés par le diabète montrent une prévalence de maladie parodontale : des problèmes de gencive plus fréquents et plus sévères. Les diabétiques ont deux à trois fois plus de risque de développer des maladies de gencives que les non-diabétiques. Ce phénomène est connu depuis longtemps. Cependant, ce qui est nouveau, c'est d'apprendre que la maladie parodontale non traitée influence le contrôle de la glycémie des patients diabétiques.

Les chercheurs ont aussi montré que des bactéries (paro-pathogènes) qui causent les maladies parodontales se retrouvent souvent dans les plaques d'athérosclérose. Il est aussi connu que le phénomène d'inflammation qui se produit dans les maladies de gencives endommage les vaisseaux sanguins. Pendant toute une vie, l'exposition cumulée à ces paro-pathogènes peut augmenter le risque d'athérosclérose et de thrombose, donc d'infarctus et d'AVC. Un parodonte en santé augmente les chances d'avoir un système vasculaire en santé.

L'ostéoporose et les maladies parodontales sont des affections qui influencent la qualité de vie des adultes, particulièrement des aînés. Il y aurait une relation entre ces deux maladies. Est-ce parce que ces patients ont à la base une densité osseuse faible ou une réponse osseuse exagérée à l'inflammation ou une susceptibilité génétique, la science ne le sait pas encore.

Les études montrent que les naissances prématurées augmentent en nombre depuis les années 1950. Plusieurs facteurs de risque ont été mis en évidence depuis plusieurs années, en particulier le tabagisme, l'alcoolisme, etc. Quelques chercheurs ont aussi souligné qu'un autre facteur de risque est la présence de maladies parodontales chez la mère. Certains avancent même que traiter les futures mères atteintes de parodontite réduirait de cinq fois les chances d'avoir un nouveau-né prématuré.

Les maladies respiratoires sont aussi des maladies qui ont une influence énorme sur la qualité de vie de plusieurs adultes. On a démontré des causes bactériennes à l'origine de certains problèmes des voies respiratoires. Il y a évidemment des échanges constants de bactéries entre la bouche et les voies respiratoires et par conséquent il n'y a qu'un pas pour penser que les sites d'infections parodontales sont des réservoirs très bien situés pour la nidation de bactéries pathogènes pour les maladies respiratoires.

Même si ces hypothèses ne sont pas encore toutes prouvées, il va de soi que le contrôle des maladies de gencive ne peut qu'améliorer les chances de maintenir une bonne santé générale. Avec leurs effets néfastes prouvés en bouche et fortement soupçonnés à distance dans le corps, les maladies parodontales ne sont pas une bonne nouvelle à recevoir de son dentiste.

On sait qu'il faut la conjonction de plusieurs facteurs pour causer le développement des maladies de gencives. D'abord un déséquilibre entre les bactéries pathogènes et les bactéries protectrices dans la flore bucco-dentaire. Ensuite, une réponse immunitaire insuffisante qui peut être favorisée par le stress, les modifications hormonales liées à la grossesse ou à la ménopause, les allergies, le tabagisme, le diabète non contrôlé et surtout une mauvaise hygiène dentaire. Un dernier facteur consiste en des conditions locales spécifiques, telles que la présence de tartre, le mauvais alignement des dents et des obturations défaillantes.

La prévention reste la meilleure façon d'éviter tous les problèmes reliés aux maladies de gencive. Heureusement, la prévention des maladies de gencives est facile, ne demande pas d'instruments compliqués et dispendieux et ne prend que quelques minutes par jour. On n'a qu'à bien se brosser les dents, utiliser la soie dentaire quotidiennement, visiter le dentiste régulièrement et le tour est joué! Alors quand faut-il commencer la prévention?

Derrière la magie
La Première visite chez le dentiste

À quel âge doit-on commencer à amener son enfant chez le dentiste? Toutes sortes de réponses vous seront énoncées à cette question. Beaucoup de cliniques recommandent encore l'âge de trois ans. En vérité, il faut amener son enfant chez le dentiste dans les six mois suivant l'éruption de la première dent. Cela donne normalement l'âge de douze mois.

Aujourd'hui, les jeunes parents sont plus instruits et connaissent l'importance de la santé dentaire. Ces parents veulent faire voir leur enfant en jeune âge. S'ils attendent à trois ans pour conduire leur progéniture chez le dentiste, ils retardent indûment la réception de conseils judicieux sur l'entretien des dents de bébé. Aussi, certains diagnostics peuvent être reportés, un retard qui peut parfois avoir des conséquences néfastes.

La carie dentaire est une maladie infectieuse qui touche beaucoup les enfants. Même que chez certains, il existe une forme agressive de carie rampante, appelée carie de la petite enfance. Cette forme de carie peut être évitée par des soins appropriés d'hygiène. Quelques simples brossages quotidiens par les parents peuvent sauver à un enfant une première anesthésie générale à l'âge de trois ou quatre ans. La principale intervention en bloc opératoire exécutée chez les enfants d'âge préscolaire, dans la plupart des hôpitaux pédiatriques, est la prodigation de soins dentaires sous anesthésie générale.

L'enfant qui est vu régulièrement par le dentiste et son équipe, deux fois par année aura des parents informés des problèmes de carie aussitôt qu'ils sont perceptibles. Les correctifs pour éviter la carie de la petite enfance peuvent être mis en place, avant que les problèmes ne deviennent complexes.

La première visite vers l'âge d'un an, consistera surtout en une discussion avec les parents. Sous forme de jeu, le dentiste pourra tenter d'entrevoir l'état de la bouche, avec l'aide des parents qui pourront eux-mêmes lever le rideau des lèvres. Le but principal est évidemment d'apprivoiser le nouveau patient et de faire en sorte que les prochaines visites seront de plus en plus des événements normaux de la vie. Cela mènera au jour où l'enfant se laissera examiner librement. S'il n'y a pas de pathologies, il est préférable de laisser ce jour venir de lui-même au lieu de presser la chose.

À ces premières visites, l'hygiéniste expliquera aux parents comment bien nettoyer la ou les dents de leur enfant. Les parents seront éclairés sur la sorte de brosse à dents, la quantité et la sorte de dentifrice à utiliser et surtout sur la manière de s'y prendre pour effectuer le brossage.

Aussitôt que l'enfant deviendra coopératif, âge qui peut varier d'un individu à l'autre, le dentiste procédera à un examen plus complet. Il notera le nombre de dents présentes, la séquence d'éruption, la présence de décalcifications ou de défauts d'émail et la façon dont les dents du haut s'articulent avec celles du bas. Si la coopération le permet, l'équipe procédera à un nettoyage et une application de fluor. Les premiers nettoyages peuvent même être réalisés par l'hygiéniste à l'aide d'une simple brosse à dents, question de ne pas effaroucher l'enfant avec un bruit de moteur. Même un petit morceau de coton pourra être utilisé pour les plus récalcitrants.

Peu importe l'instrument, un des buts principaux de l'exercice est d'enseigner aux parents comment faire pour lever la lèvre supérieure et baisser la lèvre inférieure afin d'avoir accès aux dents présentes. Il est important pour les parents de bien comprendre la façon de procéder qu'ils doivent performer à tous les jours. Certains enfants sont très rébarbatifs à ces soins d'hygiène, même par leur papa ou maman. Il faut insister. Leur santé en dépend. Souvent, les enfants n'aiment pas plus se faire nettoyer les oreilles ou moucher le nez. Ils doivent comprendre que cela n'est pas facultatif.

Pour des cas qui demandent un examen plus urgent chez un enfant récalcitrant, la position genoux à genoux peut aider. Il s'agit d'asseoir le dentiste et le parent accompagnateur face-à-face, de façon à ce que leurs genoux se touchent. L'enfant est ensuite couché sur la tablette formée par les jambes du dentiste et du parent, positionné face au parent. Le parent peut alors retenir les mains et les jambes de l'enfant pour permettre au dentiste de faire l'examen requis.

Il est facile à la maison d'éviter bien des problèmes en procédant au brossage des dents de son enfant deux fois par jour, avec une brosse de grosseur appropriée munie de soie souples. Lorsqu'il commence à y avoir des contacts entre les dents, le parent doit passer la soie dentaire afin de déloger la plaque retenue dans l'interstice.

Une première visite à un an chez son dentiste permettra d'instaurer de saines habitudes d'hygiène dentaire, en plus de permettre à l'enfant de s'habituer à l'environnement de son nouveau « logis » dentaire. Toute la famille y gagne.

_____

L'Agression

CHAPITRE II : L'AGRESSION

On va maintenant s'attarder à un peu regarder l'histoire de la molaire de M. Ladouceur. C'est l'histoire assez typique des molaires de « Baby-Boomers ». La première molaire arrive en bouche alors qu'on a à peu près six ans. Elle sort derrière les dents de bébé : loin au fond. Brosser cette dent équivaut à brosser une dent de sagesse lorsqu'on est adulte.

Comme les « boomers » sont nés avant l'ère des résines de scellement, les premières molaires ont eu la chance de vivre de multiples Halloweens, fêtes d'anniversaire, visites de grands parents, etc., chaque occasion amenant sa sorte de sucrerie. Une série d'affronts qui s'additionnent jusqu'à l'apparition d'une carie de sillon sur le dessus de la dent.

C'est le début d'un cycle de réparation-carie-réparation, jusqu'à ce que, plusieurs années plus tard, toutes les surfaces de la dent aient une réparation. La dent présente maintenant diverses tranchées, remplies de matériaux dentaires quelconques; « remplies » est le mot descriptif, les anglophones parlent de « filling ». Ce qu'il faut voir c'est que ces remplissages ne font que ce qu'ils sont : ils remplissent les trous laissées par la carie. Notre dent a maintenant une structure affaiblie. Si forte quand elle est entière, elle est fragilisée.

Selon la largeur des remplissages, donc selon la force résiduelle des parois restantes, la dent peut souvent fonctionner plusieurs années, souvent des décennies, si la dent est bien entretenue pour éviter de nouvelles caries.

Un jour, un grain de popcorn agressif va venir à bout d'une des parois affaiblies. Qu'est-ce qu'on fait maintenant? Pour remplir un contenant, il faut que le contenant ait des parois!

L'espérance de vie étant ce qu'elle est maintenant, nos dents doivent être capables de travailler beaucoup plus longtemps que celles de nos ancêtres qui mouraient à cinquante ans.

D'autre part, la vie moderne apporte son lot de tensions temporelles, monétaires, familiales, etc. Le résultat est que les humains modernes sont souvent stressés. Pas toujours facile d'arriver au bureau à l'heure après avoir fait déjeuner les enfants, préparé les boîtes à lunch, pas facile de rencontrer les objectifs fixés par le patron dans les limites de temps prescrites, pas facile de rester calme quand notre ado fait une de ses crises : qu'est-ce que bien des gens font pour faire passer le stress? Ils serrent des dents!

Ils font faire du surtemps à leurs dents. Des dents affaiblies par de multiples caries, n'ont plus seulement qu'à broyer la nourriture, elles doivent en plus tenter de déstresser leur propriétaire et ce souvent même la nuit. Ces créations de la nature que sont les dents, n'ont pas été conçues pour fonctionner vingt-quatre heures sur vingt-quatre. Résultat : des fractures de parois.

Le serrement de dents va faire céder des parois de dents affaiblies. Rarement voit-on des fractures de dents saines par le serrement. La dent va user, mais ne cassera pas. Donc le coupable numéro un des fractures, indirectement, c'est l'affaiblissement par la carie.

Il faut quatre facteurs pour le développement de la carie dentaire. Il faut un hôte, et les hôtes sont différents de par l'alignement idéal ou non de leurs dents, de par le pouvoir tampon de leur salive, de par les médicaments qu'ils prennent, etc.

Il faut ensuite des bactéries. Celles-ci nichent dans la plaque dentaire, cette pellicule blanche que le brossage quotidien sert à enlever. Si elle n'est pas enlevée, la plaque devient en quelques jours un milieu de culture idéal pour les bactéries qui s'y reproduisent à la vitesse grand V.

Il faut ensuite du « fuel » pour ces bactéries. Ce « fuel » c'est le sucre. Quand les bactéries ont accès à du sucre, elles s'en nourrissent et rejettent de l'acide. C'est cet acide qui va attaquer la substance dentaire et va la désintégrer.

Il faut finalement du temps. Si la plaque dentaire est désorganisée régulièrement, elle ne réussira pas à fomenter une attaque acide suffisante pour détruire la substance dentaire. On parle ici de plusieurs mois sans se faire déranger.

Si la molaire de M. Ladouceur n'avait pas reçu des soins réguliers à chaque fois qu'elle présentait de la carie, M. Ladouceur aurait pu empirer davantage son problème en laissant la carie atteindre le « cœur » de la dent, la pulpe. Quand les bactéries pénètrent dans la pulpe de la dent, elles la font mourir. Les restes putréfiés de la pulpe mélangés aux toxines produites par les bactéries vont causer une infection des tissus autour de la dent, l'abcès dentaire.

Nouvel affront pour la molaire, à laquelle il va falloir donner une désinfection totale, un traitement de canal. Pour réussir à faire cette désinfection des canaux de la dent, il va falloir l'affaiblir davantage pour créer l'accès nécessaire. La dent fragile, le devient encore plus. Si ses cuspides (pointes) affaiblies ne sont pas recouvertes par un matériau rigide, métal ou céramique, elles finiront par céder, chose certaine.

La dent agressée a vraiment besoin d'un coup de baguette magique pour réparer les dégâts laissés par le vandalisme des bactéries de la carie dentaire. Malheureusement, la fée des dents n'est bonne qu'à placer une pièce de monnaie sous l'oreiller des enfants. Ce sont les scientifiques qui devront ouvrir la porte à la reconstruction des dents vandalisées.

CHAPITRE III

L'Aide de la chimie

CHAPITRE III : L'AIDE DE LA CHIMIE

L'évolution de la science au cours du XXᵉ siècle a fait que beaucoup de scientifiques se sont mis à chercher un matériau de remplissage dentaire de la couleur de la dent. Ceux qui existaient dans les années 1960 n'étaient pas bons. Ils avaient tous les défauts imaginables en plus d'être de couleur instable. Au bout de quelques mois, la couleur était plus dans la palette du jaune que du blanc.

Cependant, des découvertes en 1959, de la résine bisGMA et en 1965, de la recette pour y ajouter des charges minérales, allaient donner naissance aux matériaux composites que l'on utilise aujourd'hui.

On avait maintenant un matériau de remplissage de la couleur de la dent, d'une dureté et d'une force s'approchant d'acceptables. La qualité esthétique était aussi acceptable, toujours pas à long terme, mais mieux que tout ce qu'on avait eu jusque là.

Les matériaux composites, bien que très prometteurs, présentaient quand même d'assez importants défauts. Le premier, c'était toujours du remplissage (filling). Ces matériaux, comme l'amalgame d'argent et l'or, ne faisaient que remplir le vide laissé par l'ablation de la carie.

Autre problème, les composite avaient et ont toujours la mauvaise habitude de rapetisser en durcissant. On ne parle pas de maigrir de vingt livres, mais le quatre ou cinq pourcent de contraction est très nuisible, car il crée un espace entre le matériau et la paroi dentaire.

Quelle belle cachette pour les bactéries qui ont tout le loisir de travailler en paix à la fabrication de carie.

Ces défauts limitent l'utilisation des premières versions des composites, aux dents antérieures, car ils ne sont toujours pas assez durs pour affronter les forces de la mastication sur les dents postérieures.

L'entretien plus facile des dents de devant, fait que ces nouveaux matériaux auront permis enfin de réparer les caries des incisives d'une façon acceptable, même s'il fallait les remplacer régulièrement.

Les résines composites pourront à partir de ce moment continuer à évoluer rapidement. Pas une semaine passait sans qu'on nous annonçât l'arrivée d'un nouveau composite, toujours « plus meilleur », parole de vendeur. On parvenait à y incorporer toutes sortes de particules de métal, de quartz, de baryum, de zircone, etc. Ce sont ces éléments introduits dans la matrice qui lentement rendaient les composites de plus en plus performants.

La percée aura été l'utilisation des silanes, des composés contenant du silicium et de l'hydrogène, qui ont permis de sécuriser le lien entre les particules et la résine et ainsi produire un matériau homogène de plus en plus solide et dur.

Comme dit plus tôt, malgré toutes ces avancées, on n'avait toujours qu'un matériau de remplissage. Il fallait des parois pour le tenir. Impossible donc de réparer l'incisive fracturée d'une fillette après un accident de bicyclette.

Lentement les dentistes plus audacieux commencent à utiliser les composites pour remplir les dents postérieures après l'ablation de la carie. Les résultats à court terme sont mitigés. Les résultats à long terme, plutôt désastreux. Les récidives de carie sont innombrables. Le matériau s'use toujours trop vite. Mais il évolue et progresse toujours.

On sait que c'est le matériau de l'avenir. Mais il faudra attendre les années 1980 pour que les composites prennent leur essor. Les compagnies manufacturières investissent massivement dans la recherche et parviennent sans cesse à arriver avec des produits se rapprochant de plus en plus des qualités désirées par la profession dentaire et par les patients qui voudraient faire disparaître leurs caries et leurs restaurations grises.

Remplacer une obturation en amalgame par les composites du temps, était toutefois un mauvais coup à faire à une dent. Bien sûr elle paraissait plus belle, amputée de sa décoration argent. Mais combien ont subi des récidives de carie dans les endroits difficiles à nettoyer, par exemple entre les dents. Combien de ces pauvres dents blanches ont perdu la vie à la suite de ces caries. Atteinte pulpaire, abcès, traitement de canal, puis couronne céramo-métallique.

À cette période, il était plus sage d'endurer les obturations de la mauvaise couleur, que de les faire changer pour les composites de l'époque. Le bon vieil amalgame d'argent gris n'était pas beau, mais il était beaucoup plus cariostatique (empêchait la récidive de carie) grâce aux oxydes qui se formaient à sa surface, oxydes que les bactéries n'aimaient pas.

Certaines de ces obturations en amalgame d'argent, quand elles n'étaient pas trop larges, pouvaient étonnamment durer plusieurs décennies. J'en ai vues qui avaient l'âge vénérable de cinquante ans et plus et continuaient de remplir leurs fonctions de façon très correcte, mais en étant toujours de la mauvaise couleur.

Parallèlement, les matériaux de remplissage de la bonne couleur, les composites, continuaient d'évoluer, de s'améliorer en résistance et en dureté. Corrects pour les dents antérieures, mais pas prêts pour les dents postérieures.

On avait aussi un autre choix à cette époque, un choix très bon, un matériau utilisé depuis près d'un siècle. Un matériau pleinement biocompatible, d'une grande solidité et en plus d'une dureté presque égale à celle de la dent. Ce matériau était fabriqué au laboratoire, par les techniciens dentaires, puis ensuite collé à la dent. Il donnait des résultats fantastiques. On pouvait presque s'attendre à ce qu'ils durent toute la vie. Ce matériau est encore l'étalon avec lequel on compare tous les autres.

Quel est ce matériau? Et oui, l'or. Pourquoi on ne l'utilise pas plus? Il est cher et surtout, pas de la bonne couleur! Dans certains pays d'Amérique Centrale et du Sud, il est encore utilisé, parce qu'il est là-bas un symbole de statut social. Sa présence dans la bouche d'un individu affiche que celui-ci a réussi dans la vie. En Amérique du Nord et en Europe, l'or dentaire ne correspond pas aux critères de l'esthétique en vogue. Il n'y est à peu près plus utilisé, même s'il ne s'agissait pas d'un matériau de remplissage. Avec l'or, on pouvait recouvrir ou remplacer des cuspides brisées.

L'or aurait été le matériau idéal s'il n'était pas de couleur or. Mais qui était prêt à investir dix fois le prix d'un amalgame pour obtenir un résultat or au lieu d'argent. Il faut avouer que cela n'est pas très vendeur. Facile de trouver des façons plus intéressantes de dépenser ses revenus durement gagnés.

Pourtant, il existe depuis longtemps un matériau qui pourrait facilement ressembler beaucoup à la substance dentaire. Un matériau dur et solide comme la dent, auquel on peut donner une couleur très rapprochée de celle des dents. Il est en plus abondant dans la nature et ne demande qu'à être apprivoisé.

CHAPITRE IV

Le Matériau

magique

CHAPITRE IV : LE MATÉRIAU MAGIQUE

En juin 1976, ma cohorte qui finissait ses études en médecine dentaire, à l'Université de Montréal arrivait sur le marché du travail avec un bagage de connaissances et les moyens du temps. Les moyens en question consistaient en matériaux de remplissage de couleur or ou argent.

Cela obligeait à des gymnastiques restauratrices pour cacher ces couleurs non blanches derrière les dents antérieures, ou derrière une paroi dentaire douteuse pour sa solidité, mais au moins de la bonne couleur.

Les céramiques dentaires n'étaient encore qu'un rêve. Bien sûr, la céramique existait, depuis 24 000 ans avant J.C. C'est alors que l'être humain a réalisé que si on mélangeait de l'argile avec de l'eau et qu'on y ajoutait de la chaleur, on créait un nouveau produit solide avec lequel on pouvait fabriquer des figurines. Ce fut le premier art du feu pratiqué par l'homme. Ces figurines et autres objets de céramique résistent bien au temps et sont la base du travail des archéologues qui en trouvent appartenant à toutes les civilisations que la Terre a connues.

Il faut attendre jusqu'à 10 000 ans avant J.C. avant qu'on ait l'intensité de chaleur et les glaçures qui allaient permettre de produire de la poterie, la plus ancienne industrie de l'humanité. Ce fut le début des amphores et autres vases qui furent les premiers récipients créés par l'homme.

Vers 3 000 ans avant J.C., c'est l'apparition du tour de potier qui permet de fabriquer des objets ronds, car il devient évident que pour fabriquer un objet rond, il est plus efficace de faire tourner le bloc d'argile. En même temps sont apparus les premiers fours clos où la cuisson est plus complète et régulière que dans les foyers à feu découvert.

L'obtention de poteries réellement utilisables a été le résultat d'efforts importants et de nombreux essais par les premiers potiers en Europe. Le matériau de base pour la poterie est l'argile. Ce matériau a amené deux problèmes importants.

Le premier problème rencontré par les potiers, fut d'obtenir de l'argile présentant une consistance optimale pour sa manipulation et sa cuisson. L'argile mélangée uniquement avec de l'eau est habituellement trop collante pour être manipulable. On surmonta ce problème par l'addition de sable et de coquillages broyés.

Le second problème est la contraction de l'argile lorsqu'elle sèche et durcit. Si la contraction n'est pas uniforme, les pièces craquent avant même la cuisson. Il a fallu trouver d'autres matières à ajouter au mélange pour arriver à surmonter cette contraction.

Aussi, les traditionnels feux ouverts ne permettaient pas d'atteindre les températures suffisamment élevées pour la cuisson de la céramique. Il aura fallu inventer les fours. Les plus anciens de ces fours utilisaient de l'air pulsé au travers de flammes pour atteindre des températures plus élevées et plus uniformes.

Les pots étaient disposés au-dessus des flammes dans le flux d'air chaud. Ces fours pouvaient atteindre des températures de neuf cent degrés Celsius et les poteries cuites à cette température étaient et sont toujours appelées terres-cuites. Ces terres cuites étaient poreuses, car la cuisson n'était pas complète.

Les pièces en terre cuite pouvaient être utilisées pour stocker de la nourriture solide, mais ne pouvaient pas contenir des liquides. Il faudra attendre l'arrivée des glaçures, une substance vitreuse cuite à la surface du récipient.

Petit à petit des températures plus élevées purent être obtenues dans les fours, conduisant à une fusion partielle de l'argile plus avancée. La phase liquide solidifiant sous forme vitreuse permit d'obtenir des pots imperméables généralement connus sous le nom de grès.

Ce n'est qu'au XVIIIᵉ siècle qu'on arrive à façonner par coulage. Dans cette technique, la pâte à l'état fluide est coulée dans un moule en plâtre consistant en un négatif de la forme désirée. On peut comprendre que si le moule est de la forme de la restauration dentaire dont on a besoin, on avance vers la possibilité de produire une pièce de céramique qui puisse s'imbriquer dans la dent brisée.

Même là, on est très loin d'être capable de restaurer des dents en céramique. On n'a pas encore les bonnes combinaisons de sortes d'argile, d'atomes additifs et de techniques de cuisson. Mais, on a un produit biocompatible, esthétique, dur, mais facilement fracturable. Il va falloir l'apprivoiser et le peaufiner et surtout trouver comment le souder à la dent.

Donc en 1976, si vous voulez que votre dent soit de couleur « dent », vaut mieux ne pas la laisser carier ou la casser ou être prêt à attendre quelques décennies pour la faire réparer en d'autre chose que l'or ou l'argent.

Dans les premières parties du XXe siècle, on voit l'apparition timide des couronnes jacket. Elles sont fabriquées avec les céramiques de l'époque, réservées aux dents antérieures parce que pas assez solides pour résister aux forces masticatoires des dents postérieures. Même sur les dents antérieures, leur durée de vie dépasse rarement six à douze mois. Elles deviennent le lot des stars de cinéma pour qui le look n'a pas de prix et qui aiment passer du temps avec leur dentiste.

Parallèlement, les chercheurs travaillent sur des couronnes métalliques recouvertes de céramique. Avec cette technique, on parvient à produire des couronnes de la couleur des dents avec une bonne solidité. Des couronnes durables avec une durée de vie jusqu'à une ou deux décennies. Cependant ces couronnes ont un rebord en métal qu'il faut cacher sous la gencive, donc il faut tailler beaucoup de substance dentaire pour cacher ce rebord. Il faut aussi enlever beaucoup d'épaisseur de la dent, pour permettre au technicien de cacher le métal avec des épaisseurs de céramique opaque sous la céramique de finition. La grande avancée de cette technique, est d'avoir trouvé comment fusionner la céramique au métal sous-jacent, ce qui lui confère la résistance voulue.

La technique laisse des améliorations à désirer, mais elle permet de réparer des dents très mal en point de façon presque esthétique. Elle n'est pas toujours tendre envers les tissus de support. Il y avait souvent une inflammation de la gencive autour de ces couronnes, surtout quand la couronne devait descendre loin sous la gencive. Mais même avec une gencive un peu rouge, au moins la dent n'était pas de couleur or ou argent!

Les couronnes céramo-métalliques étaient ainsi nées. Elles demandaient un assez long travail en bouche, une empreinte en caoutchouc, la fabrication d'une couronne temporaire en acrylique et un délai de fabrication de deux semaines.

Au final, on avait des recouvrements de dents satisfaisants, même avec leurs imperfections, dont le fait qu'elles étaient cimentées et non pas liées à la dent n'était pas le moindre. Lorsqu'il y avait peu de substance dentaire restante, certaines de ces couronnes pouvaient demander à être recollées à des intervalles parfois courts. Malgré tout, elles ont fait progresser la qualité esthétique de l'art dentaire et ont servi et plusieurs servent toujours dans la bouche de beaucoup de gens.

Les couronnes céramo-métalliques avaient aussi un problème inhérent d'esthétique. Les premières avaient une finition métallique à la fin de la céramique; un demi-millimètre de métal qu'il fallait cacher loin sous la gencive. Aussi, comme il y avait une structure métallique sous la céramique, il fallait camoufler ce métal. Le technicien n'avait qu'environ un millimètre d'épaisseur pour réaliser cet exploit. Il lui fallait commencer avec une couche de céramique opaque sur laquelle il mettait différentes autres couches afin donner un aspect de translucidité semblable à la dent : pas facile.

Un autre problème de ces couronnes, la structure métallique ne permettait pas à la lumière de passer au travers de la dent, comme pour une dent naturelle. Lorsque la gencive reculait légèrement, la partie de racine exposée semblait noire. Pour corriger cette situation, il fallait refaire une nouvelle couronne plus longue qui ne laisse pas voir la racine. C'est un coût biologique énorme, sans parler des contraintes monétaires.

Derrière la magie
Les Assurances dentaires

Bon c'est réglé, vous et votre dentiste avez déterminé que votre dent a besoin d'une restauration céramique. Elle a une cuspide cassée. L'obturation en amalgame est énorme. Les autres cuspides sont fragiles, parcourues de lignes de fêlure. La seule manière de rénover la dent est de la recouvrir de céramique pour lui redonner de la solidité et couvrir les parties affaiblies qui ressemblent à un accident qui cherche un moment pour arriver.

Donc on connaît le remède indiqué. Mais combien coûte-t-il? On l'a dit, cela coûte le prix d'un mois de loyer, d'un téléviseur à écran plat, de quelques bâtons de golf. Question : est-ce que mon assurance va payer? Il n'y a que votre assureur qui puisse répondre à cette question, car seulement lui et vous savez quelle sorte de plan vous avez achetée. Mais il faut dire qu'il serait surprenant que les frais d'une restauration en céramique soient couverts à plus de cinquante pour cent.

Il faut d'abord voir que ce qu'on appelle une assurance dentaire est une fausse appellation. Ce n'est pas une assurance, comme par exemple une assurance automobile qui va rembourser les frais de réparation de votre voiture si vous avez un accident. Il s'agit plutôt de régimes de prestations déterminées.

Les régimes de soins dentaires n'ont jamais été conçus pour protéger contre d'éventuels besoins de traitements. Comme la dentisterie met fortement l'accent sur la prévention, la nature du traitement dentaire est loin d'être catastrophique. Les coûts dentaires ne fluctuent généralement pas beaucoup. Quand on combine la prévisibilité des coûts avec l'exemption fiscale accordée par les gouvernements, les régimes usuels conviennent parfaitement aux employeurs qui peuvent ainsi payer d'avance des soins dentaires de qualité à leurs employés.

Comme ces régimes étaient au départ vendus exclusivement par les compagnies d'assurance et achetés par des employeurs dans le cadre des prestations d'assurance des employés, ils furent très vite considérés comme un autre type d'assurance pour les employés.

Cette mentalité fut plus tard renforcée par le fait que, à défaut d'une base de données fiable, la plupart des acheteurs de régime choisissaient d'inclure une garantie contre le dépassement des coûts. C'est ce qu'on appelle un régime de coassurance. L'idée que les régimes de coassurance étaient une forme d'assurance n'a pas été contestée pendant des années. Elle est même continuellement renforcée par les dentistes et leur personnel qui utilisent le terme « assurance dentaire » dans les discussions avec les patients.

Les pourvoyeurs de régimes de soins dentaires ont aussi grandement réussi à convaincre le marché que seul le modèle de prestations déterminées pouvait subsister dans un milieu de rémunération à l'acte comme c'est le cas en Amérique du Nord. Jusqu'à quarante pour cent des primes, dans ces régimes, ne sert pas à payer des soins dentaires. Il y a beaucoup d'intermédiaires à payer, des dividendes aux actionnaires, sans parler des magnifiques tours à bureaux dans les grandes villes.

Comme ces primes de soins dentaires sont souvent combinées avec d'autres prestations de soins de santé dans les avantages sociaux des employés, il est également difficile, sinon impossible, pour les employeurs d'établir le rapport entre l'argent dépensé et les prestations dentaires obtenues.

Donc votre « assurance dentaire » n'est pas là pour défrayer les coûts de vos collisions dent-arachides. Comme dit plus haut, elle est là pour *vous aider à payer les soins de base et de prévention. Habituellement elle couvrira quatre-vingt pour cent de ces frais. On parle ici d'examens annuels, de services d'hygiène et d'obturations mineures.*

Je suis toujours ébahi de voir combien de bénéficiaires ne se servent même pas de ce privilège fourni par leur employeur. Surtout que la plupart de ces régimes couvrent les soins sur une base annuelle. Cela signifie qu'un montant maximum est alloué pour une année donnée et est renouvelé l'année suivante. Mais ce qui n'est pas utilisé ne peut pas être appliqué à l'année suivante. En gros, cela veut dire que tout montant dont on ne se sert pas lors d'une année courante est perdu. Ces bénéficiaires non-utilisateurs enrichissent les assureurs, au lieu de profiter d'un service qu'ils paient en partie par des déductions salariales.

Il faut donc investir environ le prix d'un téléviseur pour cette dent brisée et fragile à l'extrême. Ou, comble de malheur, il y a deux dents cassées qui doivent recevoir une céramique. Un téléviseur plus un ensemble de bâtons de golf ! N'y aurait-il pas d'autres solutions moins chères?

Nous vivons dans un pays où la gratuité des soins médicaux nous a habitués à ne pas avoir à débourser pour nos services hospitaliers et de médecin. Mais si on vivait dans un pays où cette facilité n'existait pas et que votre orthopédiste vous annonçait que votre genou subissait une dégénérescence incurable qui allait vous condamner à une amputation, à moins de payer le prix d'un téléviseur, plus un ensemble de bâtons de golf, plus un mois de loyer, plus un tout-inclus dans le sud, pour une prothèse complète du genou qui vous permette de marcher et fonctionner normalement, demanderiez-vous : n'y aurait-il pas d'autres solutions moins chères?

Et si l'assurance-maladie ne couvrait que cinquante pour cent de ces coûts avec un maximum annuel couvrant à peu près le prix d'un téléviseur, est-ce que vous diriez à l'orthopédiste : mettez-moi juste la moitié d'une prothèse. Je ne crois que telle serait votre réponse. Sûrement que vous trouveriez les moyens de payer le chirurgien pour qu'il répare votre genou.

Est-ce qu'un genou est plus important qu'une dent? Possiblement, mais est-ce qu'un genou est plus important que l'appareil masticatoire? Quel est l'avantage de marcher, si on n'est pas capable de manger. Le genou, comme toutes les parties du corps a besoin d'énergie pour fonctionner normalement et cette énergie lui provient des aliments que l'on consomme. Si vous n'êtes pas capable de manger, viendra un temps où vous ne serez pas capable de marcher non plus, faute de « combustible ».

Votre coassurance dentaire n'est pas une panacée. Ce n'est pas une espèce de réserve céleste inépuisable destinée à subvenir à tous vos besoins dentaires. Elle est justement planifiée avec des limites de dépenses, une franchise annuelle et une limite annuelle de couverture pour contrôler les coûts. Le but de la compagnie d'assurance n'est pas votre santé, mais plutôt sa propre santé financière; notre système capitaliste est ainsi fait. Considérez-vous plutôt comme les chanceux du système qui ont une entité qui les aide à payer une partie des frais de leurs soins dentaires. Près de cinquante pour cent de la population n'a même pas ce privilège et doit payer la note au complet.

Si vous avez une couverture de coassurance, il est possible de présenter à la compagnie d'assurance une prédétermination des coûts, ce qui vous rassurera sur le montant de la partie que vous n'aurez pas à payer. Pour ce qui est de la dent cassée, c'est d'une restauration céramique qu'elle a besoin, peu importe qui paie. Tout comme le genou dégénéré a besoin d'une prothèse orthopédique, peu importe qui paie.

_____

Une bonne mastication a une grande importance sur la santé générale. Même si on trouve que c'est juste une dent, que cela ne vaut pas le prix d'un téléviseur, il faut regarder plus loin et voir tout le confort et le bien-être que nous apporte un appareil masticatoire en santé et efficace. Et un appareil masticatoire en santé et efficace commence avec des dents en santé et fonctionnelles.

La relation entre une bonne nutrition et un risque réduit d'une variété de conditions médicales et de maladies est bien établie. Si vous ne pouvez pas bien mastiquer et manger, il y aura un impact sur votre santé générale.

Mais surtout, comment peut-on monnayer la valeur psychologique d'une reconstruction dentaire. Comment donner un prix à un acte qui a parfois le pouvoir de faire épanouir un être humain?

CHAPITRE V

Une Floraison

CHAPITRE V : UNE FLORAISON

Vivianne avait survécu à huit années de violence conjugale, mais chaque matin, le miroir de la salle de bains lui rappelait le cauchemar qu'elle avait vécu jusqu'il y a quelques années. Son incisive centrale droite était fracturée en biseau et de couleur jaune-brun foncé.

Depuis quinze ans elle vivait avec cette dent cassée qui l'empêchait de sourire. Bien sûr elle s'était refait une vie avec ses deux enfants. Elle pouvait enfin vivre des temps plus heureux. Cependant, sourire ne lui était pas permis. Si elle échappait un sourire, elle savait très bien ce que les gens verraient.

Elle donnait donc toujours l'impression d'une personne fermée sur elle-même. Elle gardait toujours la tête penchée vers l'avant pour assurer que les gens ne voient pas ce qui se cachait derrière ses lèvres.

Cet évitement du sourire formait, Vivianne le savait, une barrière à l'atteinte d'un futur heureux pour elle et ses enfants. Elle savait aussi que la dépression la guettait sans cesse. On a beau se dire qu'on sourit intérieurement, la façade qu'on projette sans cesse finit par nous rejoindre.

Vivianne s'est présentée à ma clinique pour un examen. Elle avait de bonnes dents en général. Seulement quelques petites caries facilement réparables, besoin d'un bon nettoyage, parce que les nombreuses années de négligence avaient commencé à causer des problèmes de maladie de gencives, mais rien qui ne guérirait pas rapidement après de bons soins de base.

Puis il y avait cette incisive centrale. Juste d'en parler, Vivianne devenait morose. Toute la lumière s'éteignait dans ses yeux. Elle revivait un passé difficile dans sa mémoire. Il me semblait évident qu'il était possible, avec la dentisterie moderne d'effacer ce douloureux souvenir pour elle.

Elle avait déjà consulté d'autres cliniques auparavant, mais les traitements étaient inabordables financièrement dans sa situation. L'alternative était inconcevable aussi pour elle. On lui proposait d'enlever sa dent cassée et de lui fabriquer une prothèse partielle pour la remplacer.

Vivianne avait donc appris à vivre avec son handicap. Mais pour elle, adopter une béquille dentaire pour le reste de sa vie était impensable.

Lorsqu'on lui a expliqué qu'on pouvait remettre sa bouche en santé et restaurer son incisive centrale avec une pièce de céramique qui effacerait toute trace de son malheureux passé : sans hésiter elle a dit que c'est cela qu'elle voulait plus que tout au monde. Malheureusement, l'éducation des ses enfants, la réfection du toit de sa maison devaient être mis en priorité.

Elle allait faire les traitements de base, détartrage et réparation des petites caries. Au moins sa bouche serait en santé, même avec un sourire déficient. Plus tard elle prendrait rendez-vous pour son incisive.

Vivianne venait nous voir chaque année pour l'entretien et le détartrage de ses dents. Elle présentait maintenant une bouche dont la santé était bien contrôlée par une bonne hygiène à la maison et des visites régulières à la clinique.

À l'une de ses visites annuelles, Vivianne annonce, Dr, je suis prête! Heu prête? Oui, je veux faire réparer mon incisive en céramique. J'ai épargné des sous et je suis prête. Quand est-ce qu'on peut le faire?

Le changement que la réfection de sa dent a causé dans la vie de Vivianne est indescriptible. Comme si cela avait permis la naissance de la vraie personne qui avait été dormante à l'intérieur d'elle. C'est une Vivianne épanouie et amoureuse de la vie qui revient nous voir à chaque année.

Je vais laisser Vivianne décrire ce qui s'est passé quand on lui a donné le miroir à main pour qu'elle voie sa nouvelle incisive :

« J'ai souri et quand j'ai vu ce sourire, j'ai pleuré. À ce moment précis, j'ai réalisé que j'avais oublié comment vraiment sourire, comment produire un sourire sorti du cœur. J'étais profondément touchée. J'ai réalisé à ce moment, que mes enfants n'avaient jamais vu un sourire dans mon visage. »

Elle a trouvé un nouvel emploi qui la gratifie beaucoup. Elle est courtisée par un gentil monsieur. Toute sa vie a basculé du côté du bonheur. Elle ne manque pas une occasion de me remercier de l'avoir aidée à trouver cette personne heureuse et épanouie qui habitait en elle.

La dentisterie moderne peut véritablement changer des vies. On le voit avec l'histoire de Vivianne. Même si ce n'est pas l'esthétique qui est changée, ramener la fonction des dents à un niveau normal, change aussi des vies. Si on s'est privé de certains aliments pendant plusieurs années et qu'après des traitements dentaires on peut renouer avec ces aliments qu'on pensait disparus de notre vie pour toujours, c'est une cause de réjouissance de les réintroduire dans notre diète; manger est un des plaisirs de la vie.

Pour arriver à des réussites comme celle de Vivianne, la science dentaire aura dû trouver un meilleur lien entre les restaurations et la substance dentaire. La céramique deviendra complètement ce matériau magique, à condition qu'on apprenne à la coller à la dent.

CHAPITRE VI

L'Adhésion

CHAPITRE VI : L'ADHÉSION

Tous ces beaux traitements de la dentisterie moderne n'auraient pas vu le jour, n'eussent été les travaux de Michael Buonocore, en 1955, à l'Eastman Dental Centre, à Rochester, NY. C'est ce dernier qui est à l'origine de l'adhésion à l'émail de la dent.

La technique de créer des porosités microscopiques de surface à l'aide d'acides existait déjà dans d'autres domaines. Par exemple, en gravure, certains artistes utilisent une technique appelée « eau forte » pour produire leurs œuvres. L'eau forte en question n'est rien d'autre que de l'acide nitrique que l'artiste utilise pour créer des microporosités sur une plaque de métal, microporosités auxquelles l'encre pourra coller et puis être transférée sur papier avec une presse.

En appliquant cette technique à l'émail des dents, Buonocore avait donné naissance au mordançage dentaire. C'est là la base de toute la dentisterie adhésive. Grâce au mordançage, on va pouvoir passer de la dentisterie de remplissage à la dentisterie de reconstruction.

Buonocore, donc, avait observé que l'application d'un acide inorganique faible sur l'émail causait la création de microcavités en surface. Cette altération de la surface allait permettre l'adhésion d'une résine. La résine à l'état liquide allait pénétrer ces microcavités et en durcissant allait devenir liée à l'émail.

Buonocore réalise ses premiers essais avec des résines acryliques. Avec peu de succès. Les résines acryliques étaient bien liées à l'émail de la dent, mais elles n'étaient pas assez fortes pour résister aux forces exercées sur elles dans la bouche. Le lien était bon, mais pas le matériau qui déchirait et s'effritait rapidement.

Quoique spectaculaire, cette avancée scientifique ne parviendra pas à remplir ses promesses avant plus de dix ans. En effet, il faudra attendre l'arrivée des résines bisGMA dont on a parlé dans le Chapitre III, pour être capables de coller des matériaux viables à la dent.

Encore faudra-t-il surmonter les problèmes causés par la couche inférieure de la dent, la dentine. La dentine n'est pas comme l'émail. Elle est beaucoup moins minéralisée et donc beaucoup plus difficile à mordancer.

Les scientifiques et les manufacturiers de matériaux dentaires vont faire de gros efforts pour peaufiner la technique du mordançage. Ils vont tester différentes variétés d'acides doux, jusqu'à trouver le produit idéal. Mais la base était arrivée. On allait un jour être capable de coller des matériaux à la dent.

Cela aura été le début de plusieurs années d'essais et d'échecs au niveau de la dentisterie adhésive. Pour le clinicien comme moi, dans les années 1970 et au début des années 1980, c'était la continuation de la dentisterie de remplissage. Si la brisure n'avait pas les parois requises, il fallait enlever davantage de substance dentaire pour créer une boîte avec des parois qui allaient, on s'en croisait les doigts, pouvoir supporter la partie à remplacer. Cela ne fonctionnait pas toujours. Plus la partie reconstituée était grande, plus les chances de fracture étaient grandes. Mais au moins on avait un matériau de la couleur de la dent, le composite, avec tous les défauts des premiers nés de cette classe ce matériaux.

La recherche sur le mordançage continuait. Il fallut tester différentes substances acides. Puis tester les temps d'application. Trop court, les microcavités ne sont pas assez rétentrices. Trop long, on détruit toute l'architecture en ne créant aucune rétention.

Au début des années 1980, on utilise de plus en plus les composites en dentisterie de remplissage. Cette utilisation sans cesse croissante rend nécessaire d'optimiser l'adhésion et l'étanchéité à la dent. Contrairement aux cavités remplies d'amalgame d'argent qui produit une oxydation de surface qui retarde la carie, les cavités remplies de composite, avec leur contraction de prise, offrent un espace des plus invitants aux bactéries de la carie. Les récidives de carie sont multiples.

On a toujours le problème de l'adhésion à la dentine, mais au moins, si on a de l'émail tout le tour de la cavité, on parvient à avoir de l'étanchéité. Les caries secondaires et les décolorations de jonction dent-composite diminuent. On n'est pas loin, mais pas encore là.

La partie du composite qui répare la partie sous la gencive de la dent, là où il n'y a pas d'émail, puisque sur la racine de la dent cause toujours problème. Les belles dents toutes blanches en bouche, nous font voir de beaux trous noirs à la radiographie. On a avancé beaucoup, mais la durée de vie des restaurations en composite est encore courte, à cause des récidives de carie. Ces restaurations sont de la bonne couleur, mais demandent à être refaites souvent, au prix de la substance dentaire qui diminue à chaque réfection.

Toutefois, la beauté de tout cela est que la dentisterie est maintenant capable de faire quelque chose pour la fillette qui arrive avec une incisive cassée suite à un accident de bicyclette. On peut lui coller à l'émail restant, grâce au mordançage, une reconstitution en composite bien correcte et pas mal durable. Cela évite bien des railleries et bien des intimidations de la part des amis écoliers. Le lendemain de l'accident on n'y voit rien. Les adeptes du harcèlement n'ont aucune chance. D'autant plus que les progrès continuent.

CHAPITRE VII

Les Facettes et Onlays

CHAPITRE VII : LES FACETTES ET ONLAYS

Avec le début des années 1990, on voit l'arrivée de nouvelles céramiques, toujours plus performantes, mais surtout, c'est l'arrivée du mordançage des céramiques. Il est maintenant possible de coller à la dent et à la céramique, avec les résines bisGMA. Le but est atteint, on peut lier une pièce de céramique de la forme de la partie manquante de la dent à la partie restante de la dent.

La dentisterie adhésive est née. Aussi connue sous le nom de dentisterie esthétique, parce qu'elle est réalisée avec des matériaux de couleur dent. La porte est maintenant ouverte à l'adhésion de pièces de céramique à la dent. L'adhésion à la dentine avance aussi, si bien qu'on peut redonner à la dent une grande force avec une céramique liée. Des chercheurs ont trouvé que la dent regagnait près de quatre-vingt-dix-huit pour cent de sa force originale, quand on la restaurait en céramique liée.

Le domaine dentaire est enfin libéré de la dentisterie de remplissage. Il n'est plus nécessaire de tailler ce qui reste de bon de la dent pour en créer un moignon sur lequel on cimenterait une pièce en forme de chapeau, une couronne. Il est enfin possible de conserver tout ce qui reste de bon de la dent et d'y coller la partie manquante faite au laboratoire, quelle que soit cette forme.

Pour ce faire, on nettoie la dent brisée de toute carie et restant d'obturation. On en fait une empreinte en caoutchouc. Ce caoutchouc étant le négatif de la dent. Le laboratoire y coule, en pierre artificielle, un positif qui est une reproduction fidèle de la dent brisée. C'est sur ce modèle que la pièce de céramique est bâtie, puis cuite au four à près de deux mille degrés Celsius. Une restauration temporaire en acrylique est mise en place pour le temps de fabrication au laboratoire.

Que d'avantages pour la dent. On conserve le maximum de ce qui est bon de la dent. On peut préserver au maximum les tissus sains de la dent. Le matériau de remplacement est beau et solide. Il ne jaunit pas avec le temps comme les matériaux à base de plastique.

La technique est respectueuse de la biologie. Avant, il fallait souvent traiter le canal de la dent, pour pouvoir être à même d'y insérer une tige qui servirait de rétention à la pièce de céramique. Cette tige servait, ni plus ni moins que d'ancrage pour la restauration. C'est ce que les gens appelaient une dent vissée, même s'il n'y avait pas vraiment de pas de vis, la tige donnait l'image d'une vis avec une tête de forme dentaire. En dentisterie adhésive, si la dent est saine, on ne fait pas de traitement de canal. On n'a pas besoin du canal pour accrocher la restauration, on la colle.

Une technique respectueuse de la biologie aussi, par le fait qu'il n'est plus nécessaire de descendre cacher les limites de la restauration sous la gencive. Cette manœuvre causait presqu'immanquablement une gingivite de légère à sévère. Le résultat était souvent une belle couronne soulignée d'un liséré rouge sanguinolent. Oups, attention! Les gencives aussi font partie du sourire. Si elles sont malades, elles gâchent la scène. On n'a plus besoin maintenant de cacher la fin de la restauration sous la gencive. Il n'y a plus de métal en bas, voilà pourquoi!

Étaient donc nées les restaurations céramiques pour les dents antérieures, aussi appelées, facettes, et les restaurations céramiques pour dents postérieures, aussi appelées « onlays ». Les facettes ont connu un départ fulgurant. On peut se les imaginer comme un faux-ongle d'environ un millimètre d'épaisseur, collé sur la partie avant des incisives et canines. Elles donnent un résultat d'une grande beauté.

Elles servent toujours à rehausser la couleur et la forme des dents du sourire, à un coût biologique minime. Souvent un seul millimètre de substance dentaire enlevé. Les facettes de céramique, quand collées principalement sur l'émail, sont d'une solidité édifiante pour une aussi mince restauration.

Des incisives décolorées par le tabac, par des médicaments, par la carie peuvent être ramenées à une couleur impeccable. À d'autres incisives déformées ou mal formées, on peut redonner une forme optimale. C'est là la phase antérieure de la magie de la céramique. Comme la fée qui d'un coup de baguette transforme le monstre en prince ou princesse!

Pour les molaires et prémolaires, on peut de façon conservatrice, rebâtir la partie cariée ou fracturée, en y collant un morceau de la forme qui manque. Pas besoin d'enlever davantage de tissus dentaire pour rendre la dent réceptive à une pièce prothétique imbriquée. On garde toute la partie saine de la dent et on y colle une pièce de céramique de la forme de la partie manquante. Le résultat est beau et solide. L'autre pendant de la magie de la céramique. C'est presque comme la queue du lézard qui repousse après qu'elle a été arrachée par un prédateur!

Grâce à la magie de la céramique, chaque jour des gens retrouvent la fonction sur une molaire qui était devenue inapte à la mastication. Qui dit meilleure mastication, dit meilleure digestion, donc, meilleure santé!

Grâce à la magie de la céramique, d'autres personnes retrouvent le sourire qu'elles n'avaient plus depuis trop d'années. Quand on peut sourire, on est heureux, on est bien. Il faut la contraction de quarante-deux muscles du visage pour faire un sourire, c'est un geste important. En prime, sourire nous fait produire de l'endorphine, l'hormone de la joie, qui nous donne cette sensation de bien-être. Avec une durée de quelques secondes, un sourire peut produire des heures, même des jours d'effet bienfaiteur. Sourire c'est la santé mentale!

Derrière la magie
Un Sourire éclatant : le traitement blanchissant

Au cours des deux dernières décennies, le blanchiment des dents (l'anglais bleaching) est devenu un des traitements esthétiques les plus populaires. Avant 1980, les dentistes ne s'occupaient que du blanchiment des dents dévitalisées décolorées à la suite d'un accident et d'un traitement de canal.

Mais vers la fin des années 1980, la panoplie des traitements de blanchiment a changé dramatiquement avec le développement de traitements de blanchiment à la maison, dans des gouttières préparées par le dentiste, suivi d'autres produits et techniques de blanchiment de dents vitales.

Le marché du blanchiment des dents a évolué en trois catégories : traitements en clinique dentaire, traitements à la maison fournis par le dentiste, produits de pharmacie sans prescription. Certaines cliniques opèrent aussi avec une combinaison de traitements en clinique et à la maison.

Les produits de blanchiment sont tous présentement basés sur le peroxyde d'hydrogène et le peroxyde de carbamide. Les deux peuvent changer la couleur inhérente des dents, mais peuvent différer vis-à-vis des conditions de sécurité et d'efficacité. En général, tous les traitements en clinique et à la maison fournis par le dentiste ont été montrés efficaces. Cependant les résultats peuvent varier selon la sorte de taches, l'âge du patient, la concentration du produit actif, ainsi que la fréquence et la durée des traitements. La plupart des études publiées suggèrent que le blanchiment des dents vitales est une procédure sans danger.

Le nombre d'utilisateurs de traitement de blanchiment augmente chaque jour. Le sourire étant la pierre angulaire de la première impression qu'on veut donner lors d'un premier contact avec autrui, on le veut étincelant. Même les gens qui ne jurent que par les choses naturelles, les moins transformées possibles, souhaitent un sourire artificiellement blanc. C'est devenu une norme sociale, un peu un cadeau de nos voisins américains pour qui des incisives de forme et de couleur « chicklets » est primordial.

Il faut comprendre que la dent naturelle n'est pas nécessairement d'un blanc parfait. Avec un aussi bon entretien, certaines personnes ont des dents plus teintées de jaune que d'autres. De la même façon, certaines dents peuvent réagir très peu au traitement de blanchiment et d'autres beaucoup et vite.

La couleur de la peau peut également influencer la perception qu'ont les gens concernant la couleur des dents. Avec une couleur de dents identique, une personne qui a la peau plus foncée donnera l'impression que ses dents sont plus blanches que celles de la personne qui a la peau claire. Un maquillage foncé va de même faire paraître les dents plus blanches. C'est une question de contraste.

Le problème, c'est qu'on voudrait avec un coup de baguette magique, effacer les effets d'années de café, de thé, de vin rouge, de jus de raisin, de cigarette, de certains médicaments, etc. Il ne faut pas oublier qu'il faut aussi effacer l'effet des années elles-mêmes : le vieillissement cause aussi le jaunissement des dents.

Comme toutes les méthodes fonctionnent avec le peroxyde, qu'il soit d'hydrogène ou de carbamide, et qu'elles sont toutes relativement efficaces on peut opter pour des bandelettes autoadhésives, les pinceaux applicateurs et les gouttières préfabriquées. Le tout est en vente libre. Ils contiennent tous du peroxyde de carbamide, mais leur efficacité varie.

Les gouttières préfabriquées ne s'adaptent pas parfaitement aux dents, donc du produit actif peut couler. L'application au pinceau n'offre pas du tout de protection pour retenir le produit actif sur les dents. À l'intérieur de ces produits en vente libre, ce sont probablement les bandelettes adhésives qui collent le mieux aux dents et ainsi conservent mieux le produit en place.

Comme le but est de garder le produit actif en contact avec la surface de la dent, c'est chez le dentiste que vous pourrez obtenir les meilleurs résultats possibles. Après une empreinte de vos dents, une gouttière s'adaptant parfaitement à vos dents sera fabriquée. Le traitement, lui, se fera à la maison comme pour les gouttières préfabriquées en vente libre, avec la différence que les gouttières fabriquées sur le modèle de vos dents seront parfaitement adaptées à vos dents et ne laisseront pas couler le produit actif, le gardant plus longtemps en contact avec la surface dentaire.

L'autre possibilité, est un traitement en cabinet où les dents sont isolées de la bouche avec des instruments pour écarter les lèvres et des adhésifs protecteurs pour la gencive. Le reste ressemble à l'application au pinceau, sauf que le produit actif peut être plus concentré et chauffé soit avec des appareils infra-rouges ou des lasers. La séance dure environ une heure. Le résultat est plutôt spectaculaire, bien qu'éphémère, car comme les dents ont été gardées à l'abri de la salive pendant une heure, elles se dessèchent, ce qui les fait temporairement paraître très blanches. Cette façon de faire est aussi la plus dispendieuse.

Les gouttières personnelles sont la méthode que nous favorisons à ma clinique. On remet un ensemble avec les gouttières, les seringues de produit. Vous ferez le traitement à la maison, à votre rythme et convenance, de jour ou de nuit, pendant environ trois semaines. Parfois il faudra plus de temps pour des taches plus rebelles. Les gouttières, elles, restent bonnes, qu'on veuille faire six semaines ou faire des retouches régulières aux trois mois ou plus. C'est une méthode plus flexible et un meilleur rapport qualité-prix.

Il existe des effets secondaires liés à l'utilisation des produits de blanchiment. Pas loin de deux patients sur trois vont développer une sensibilité des dents pendant le traitement. Plus rarement, une sensibilité aux gencives va être ressentie. Ces symptômes disparaissent après la fin du traitement. Il est aussi possible de minimiser ces effets d'hypersensibilité en appliquant un gel de nitrate de potassium avec la gouttière, préalablement au traitement, pour dix à trente minutes. Cela permet de réduire de beaucoup l'hypersensibilité. L'utilisation d'un dentifrice contenant du nitrate de potassium durant les semaines que dure le traitement est aussi une astuce supplémentaire pour diminuer l'hypersensibilité.

L'hypersensibilité est, il faut le redire, transitoire et est plus intense durant les premiers stages du traitement. La concentration du peroxyde a une influence. Des concentrations trop élevées causent plus d'hypersensibilité, sans réellement avoir d'efficacité accrue. L'hypersensibilité serait probablement due au passage du peroxyde au travers de la dent jusqu'à la pulpe. Cependant, il n'y a jamais eu de démonstration de séquelles pulpaires quand le traitement est fait selon les indications.

L'incidence et la sévérité de l'hypersensibilité peut dépendre de la qualité du produit de blanchiment, de la technique utilisée et de la *réponse de l'individu. Les personnes qui ont les dents hypersensibles en temps ordinaire, peuvent s'attendre à avoir plus de sensibilité au traitement. Ces personnes peuvent même devoir prendre des comprimés anti-inflammatoires durant la période de blanchiment. Les cas extrêmes doivent peser le ratio bénéfice-inconfort et décider s'il vaut la peine de continuer le traitement.*

Pour la plupart des patients, malgré un certain degré d'inconfort temporaire, le bénéfice d'améliorer son sourire n'a pas de prix. L'obtention d'un sourire éclatant peut changer des vies. Avec une couleur d'émail resplendissante, on veut améliorer les vieilles obturations de composite, qui elles ne blanchissent pas avec le peroxyde. Lorsque la couleur est bien stabilisée, environ deux semaines après le traitement de blanchiment, on peut procéder à la réfection des obturations jaunies. On les remplace par de nouveaux composites s'appareillant à la nouvelle couleur des dents et voilà!

Je me trouve chanceux de pouvoir aider mes patients à retrouver la santé grâce à de meilleures et plus belles dents. Savoir que l'on change des vies, pour le mieux, est une des grandes gratifications de mon travail.

Les possibilités qu'ouvrent l'adhésion de la céramique à la dent, la magie de la céramique, sont presque sans limite. On peut rebâtir une molaire ou une prémolaire aux trois quarts détruites d'une manière presqu'invisible à l'œil. En prime, cette restauration en céramique est aussi solide qu'une dent saine. C'est vraiment de la magie.

Pour les dents antérieures, incisives et canines, c'est aussi magique. Si la dent est beaucoup détruite, on la reconstruit avec une pièce de céramique comme les dents postérieures. Si on veut seulement changer la couleur ou la forme pour améliorer l'esthétique, on la recouvre d'une facette en céramique d'à peine un millimètre d'épaisseur. On change le sourire sans sacrifier de la substance biologique de la dent. Encore de la magie!

Toutes ces avancées scientifiques et professionnelles ne peuvent mener à rien et le dentiste ne peut utiliser sa magie si les gens ne visitent pas le cabinet du dentiste. C'est là, hélas, un problème pour une partie de la population. Pour avoir accès à la magie, il faut faire confiance au magicien et le rencontrer. Est-ce que la négligence dentaire est votre petit secret?

La Phobie
du dentiste

CHAPITRE VIII : LA PHOBIE DU DENTISTE

Il y a des gens qui ont des bouches en mauvais état, négligées depuis très longtemps. Des gens qui savent que leur santé buccale est mal en point. Ces mêmes gens ont de bons emplois et des économies qui leur permettraient facilement de payer les travaux de dentiste pour remettre leur bouche en ordre. Ils sont souvent assez instruits pour savoir que les possibilités existent pour régler tous leurs problèmes.

Qu'est-ce qui retient ces personnes d'aller de l'avant avec les traitements dentaires dont ils ont affreusement besoin? La peur. C'était le cas de Marcel, un technicien électronique qui gagnait bien sa vie grâce à un bon emploi stable. Marcel était de ceux qui évitaient de rire et de sourire.

Pour Marcel, juste penser à une visite chez le dentiste, le terrifiait. Il avait choisi depuis plusieurs années d'endurer ses dents noires et brisées, d'occasionnels abcès, de la maladie de gencives, dans le but d'éviter d'aller chez le dentiste.

Pour lui, cela avait un coût émotionnel important. Son manque de confiance en lui-même avait des répercussions sur sa vie personnelle et professionnelle. Il aurait eu les connaissances et l'entrepreneurship pour partir son propre commerce, être son propre patron. Sa carrière n'était pas ce qu'elle aurait pu être, s'il avait juste pu approcher les clients avec la confiance d'une personne souriante qui n'a pas peur de l'odeur de son haleine.

Sept à huit pour cent des Nord-Américains sont comme Marcel. On dit toujours : « C'est parce qu'il a eu une mauvaise expérience chez le dentiste quand il était jeune ». C'est rarement le cas. C'est beaucoup plus souvent les expériences négatives anecdotiques des proches qu'une personne a entendues, qui sont à l'origine de cette peur. Ce qui cause l'anxiété des peureux chez le dentiste, c'est le sentiment de ne pas être en contrôle.

La bouche est une partie intime du corps, il faut accepter chez le dentiste de laisser envahir notre espace privé par un étranger. En plus, on a le sentiment d'être hors contrôle : c'est normal de ressentir une certaine anxiété, comme chez le médecin ou à l'hôpital. Ce qui n'est pas normal, c'est de ne pas être capable de surmonter cette anxiété.

Mais pour ces sept à huit pour cent comme Marcel, c'est trop demander. Toutefois, ne nous leurrons pas, les gens tels que Marcel ne viennent pas au monde phobiques dentaires. Cela leur est inculqué par ou des parents phobiques, des amis phobiques ou des personnes influentes phobiques.

Un jour, un parent ou un ami convainc ces gens d'essayer leur dentiste qui est doux et gentil et qui va vraiment les aider. Un compagnon de travail de Marcel lui a recommandé ma clinique. Il lui a donné nos coordonnées. Cela a pris quelques semaines à Marcel juste pour bâtir assez de courage seulement pour prendre le rendez-vous. Il fallait qu'il soit au bout du rouleau en matière de tolérance à la douleur répétitive, aux infections répétitives.

Il n'a même pas pu se rendre au rendez-vous d'examen qu'il avait pris. Quelques jours avant, une douleur atroce l'a fait appeler pour demander d'être vu en urgence. Je l'ai vu le jour même, prodigué un traitement de soulagement et commencé à apprivoiser l'animal craintif qui tremblait sur ma chaise dentaire.

À son rendez-vous d'examen, nous avons parlé de son anxiété, des traitements dont il avait besoin. Lentement, on lui a fait comprendre que même s'il croyait être hors contrôle chez le dentiste, ce n'était pas le cas. Il avait tout le contrôle qu'il pouvait vouloir. Il pouvait arrêter le traitement, s'il se sentait inconfortable, tout simplement en levant la main. Il pouvait décider d'arrêter le traitement et partir quand il voulait.

Lors des nombreuses séances subséquentes, on lui a enseigné comment se détendre en contrôlant sa respiration, en écoutant et visionnant la télé au plafond. Lentement, mais sûrement, Marcel s'est laissé apprivoiser. Il venait à ses rendez-vous de moins en moins tendu. Il parvenait presqu'à bien dormir la nuit précédente. Il y aura toujours une anxiété présente, comme préalablement à une intervention chirurgicale mineure au Centre hospitalier, c'est normal. Ce qu'il faut, c'est contrôler cette anxiété.

Pour Marcel, l'histoire a une fin heureuse. Sa bouche est redevenue en santé, pour la première fois depuis des décennies. Il a juré de tout faire pour ne jamais retourner là d'où il vient. Sa vie professionnelle a pris un tournant pour le mieux. Il a acheté un commerce dans son domaine. Il est son propre patron. Il a maintenant la confiance qu'il faut pour rencontrer ses clients et faire affaire avec eux. Il a une reconnaissance sans limite envers son nouveau « logis » dentaire. Il nous envoie plein de nouveaux patients.

Il est important d'avertir le dentiste et le personnel de son anxiété. Ce geste va déclencher l'arrivée d'une série de conseils à observer, qui auront comme résultat de permettre la détente. Il faut aussi bâtir un lien de confiance avec le dentiste et son équipe. Ces derniers sont là pour accompagner et écouter.

La dentisterie moderne peut faire presque des miracles pour améliorer les dentitions déficientes. Il ne faut pas s'en priver parce qu'on a peur d'aller chez le dentiste à la suite de racontars par des parents ou amis. Il faut réaliser que les millions de personnes qui se rendent chez le dentiste chaque jour dans le monde n'ont pas les expériences anecdotiques du beau-frère lorsqu'il était en deuxième année.

Le pire scénario qu'une personne dento-phobique peut monter est de laisser progresser une carie des années. Au miroir le matin, il voit un début de carie. Pas question de s'en faire avec cela. Cela ne cause aucune douleur. Il peut manger normalement sans problème. Les années passent, la carie grossit sans cesse. Elle occupe déjà une bonne partie de la dent. À la consommation d'aliments sucrés, notre dento-phobique commence à ressentir une douleur passagère.

La lésion carieuse grandit toujours. La douleur passagère devient plus lente à s'estomper. Pas encore question d'aller chez le dentiste, peut-être que cela n'empirera pas. Par chance, les symptômes disparaissent complètement. La dent ne cause plus aucune douleur pendant des mois. On croit au miracle. Pas besoin d'aller chez le dentiste. Ouf!

Puis un jour, la douleur revient en force. Elle n'est plus passagère, elle est constante et aigüe. Les coupe-douleurs suffisent à peine à la contrôler. Une première nuit sans sommeil suit une journée pénible, puis deux nuits, puis trois. Il va finalement falloir aller chez le dentiste. Alors beau-frère, c'est qui ton dentiste? Bon je vais en prendre un autre!

C'est le genre de patient qui vont demander un rendez-vous le plus tard possible dans l'horaire du dentiste, comme si un miracle pouvait survenir entre-temps. Ce patient va même arriver légèrement en retard à son rendez-vous, des fois que le miracle se produirait.

Devant l'équipe qui l'attend, il va s'excuser pour aller à la salle de bain. Finalement, avec près de la moitié du temps réservé écoulé, il va finalement se laisser asseoir sur la chaise dentaire.

Dans quel état arrive ce patient sur la chaise du dentiste? Il a peur comme s'il était devant un cobra érigé prêt à l'attaque. Il a les nerfs à vif, suite à des nuits d'insomnie. Il est tellement stressé qu'un simple contact tactile au bras le fait réagir vivement. Pour aider la situation, sa dent est comme une boule de feu. La pulpe est à vif. Une profonde anesthésie est plus difficile, parfois impossible à obtenir. Le patient est contrarié, fâché d'en être rendu là.

Contrarié et exigeant. On doit lui régler son problème sans aucun inconfort pour lui. Il exige de la magie. Il faut traiter une barre de fer enragée avec douceur. La réponse à tous les stimuli est exagérée, disproportionnée. Une situation stressante pour tout le monde, le personnel traitant et le patient. Cela va demander de la tolérance, sans quoi, il sera impossible d'améliorer sa condition.

Avec de la patience et de multiples injections d'anesthésique, souvent juste pour rassurer le patient, on va finir par traiter sa dent. Le miracle va enfin arriver, après quelques minutes d'inconfort qui auront paru des heures à tous.

Tout cela aurait pu être évité avec une attitude préventive. Une très simple petite obturation alors que la carie était encore de petite taille. Mieux, des radiographies auraient permis de diagnostiquer la carie quand elle n'était même pas encore visible à l'œil. Que de mauvaises heures de douleur et de stress n'auraient pas eu à être subies.

Faire vérifier sa bouche une fois par année, même si on a peur des soins dentaires, sert à éviter d'être obligé d'avoir peur de traitements plus compliqués, réalisés dans des conditions difficiles suite à des jours de douleur et d'insomnie et plus dispendieux en plus! D'autres l'ont dit : mieux vaut prévenir que guérir.

Mais la phobie du dentiste, comme celle dont souffre Marcel, n'explique pas tous les cas de personnes intelligentes et éduquées qui se privent des soins requis et des possibilités épatantes offertes par les céramiques et les techniques de la dentisterie moderne.

CHAPITRE IX

L'Anesthésie

CHAPITRE IX : L'ANESTHÉSIE

Même en sachant tout le bien qu'ils pourraient vous procurer, vous évitez les traitements médicaux et dentaires. Seriez-vous bélonéphobe? Consolez-vous, près de dix pour cent de la population a une phobie des piqûres. Plusieurs de ces personnes ne supportent pas la simple vue d'une aiguille.

Pour ces gens, l'aiguille est une source de crainte extrême pouvant causer des réactions involontaires. Ces personnes ont une imagination fertile et un sens développé leur permettant de voir venir les dangers. Ces qualités leur sont probablement fort utiles dans bien des situations de la vie. Leur peur est normale dans sa visée, mais excessive. Personne n'aime vraiment recevoir des injections. Se faire percer la peau ou la muqueuse buccale par une aiguille cause nécessairement une douleur légère. Mais cet acte est une partie nécessaire et importante des soins de santé.

Il ne faut pas être mal-à-l'aise. On a identifié son problème, compris que c'est irrationnel et maintenant on est anxieux de le surmonter. Ce sont là trois importants pas de faits sur le chemin de la victoire.

Votre cerveau a conditionné votre corps à réagir avec une réponse de peur quand vous voyez ou même pensez à une injection, ou tout ce qui est relié aux injections. Vous devez programmer votre cerveau à déconditionner le réflexe de peur.

Pour bien des gens, la phobie des aiguilles les amène à l'impression d'évanouissement ou parfois à l'évanouissement même. Quand leur peur est déclenchée (par exemple en voyant la seringue ou en pensant à l'injection), le rythme cardiaque et la tension artérielle augmentent (comme avec les autres sortes de peur), mais ensuite descendent rapidement. C'est cette chute de tension qui cause l'évanouissement.

Bien des gens vont éviter de confronter leur peur des aiguilles, par crainte de se blesser ou d'avoir l'air idiot si elles s'évanouissent. Pour d'autres ce n'est pas l'évanouissement qui les effraie, mais un sentiment de panique qui s'installe quand la peur est déclenchée. Un sentiment de panique souvent accompagné de sueurs froides et de tremblements.

À la limite, cette phobie des piqûres peut être mortelle : en évitant les soins médicaux, on peut laisser aggraver un problème jusqu'à trop tard, quand le problème devient extrêmement difficile, sinon impossible à soigner. Même trop tard, il faudra quand même des aiguilles pour être soigné. À moins de se laisser mourir, il faudra un jour surmonter sa peur. Pourquoi attendre un problème grave pour le faire? Il n'y a aucun avantage à attendre une douleur aiguë ou une infection pour affronter l'aiguille.

Plusieurs phobiques ont un seuil de douleur très bas, parce que trop anxieux et stressés. La piqûre que quatre-vingt-dix pour cent des gens ne sentent même pas, leur cause une douleur apparemment atroce. C'est l'interprétation de leur cerveau qui est différente. Quand on est tendu comme les phobiques le sont, une légère tape sur l'épaule donne l'impression d'un violent coup de poing dans le visage. C'est la perception qui est faussée.

Les aiguilles modernes sont fines. On n'injecte pas des matières visqueuses qui demandent un gros diamètre d'aiguille. Les anesthésiques locaux utilisés en dentisterie sont aqueux (à base d'eau), donc peuvent facilement passer par le canal d'une petite aiguille. Comme la petite aiguille perce un trou plus petit, elle cause encore moins de douleur.

Il a de plus été prouvé depuis longtemps que la meilleure manière de diminuer davantage la douleur à l'injection, c'est d'utiliser un anesthésique topique avant l'injection. Ceci est un gel appliqué au site d'injection qui anesthésie la surface où l'aiguille va pénétrer. Ils sont très efficaces. Si on n'est pas tendu, on sent à peine l'aiguille pénétrer.

Lorsque l'aiguille a transpercé la surface, une injection lente est complètement indolore. En effet, comme on injecte un anesthésiant, si on procède lentement, la zone où l'aiguille est introduite a le temps de devenir insensible à mesure que la pointe de l'aiguille y est enfoncée. Souvent, des personnes, quand elles me voient replacer la seringue sur la tablette, me demandent si la piqûre est faite. Ils n'ont senti aucune douleur.

On peut dire que la phobie des piqûres est constituée en gros par une importante amplification de la douleur. Dans notre Abitibi, qui, au mois de juin, n'a jamais subi une piqûre de maringouin? Imaginons qu'on puisse anticiper et se raidir au maximum avant l'affront, est-ce que la douleur serait vraiment moindre que celle d'une aiguille médicale, même sans gel topique? La différence est qu'on peut se venger et écraser la bestiole.

Ce qu'il faut faire primordialement, c'est diriger notre cerveau vers quelque chose de plaisant, de façon à le tenir le plus éloigné possible de ce qui se passe au site de l'injection. Le cerveau doit être dirigé loin de tout ce qui est seringue, aiguille, piqûre, etc. Il est contreproductif de penser à la forme, la grosseur, à l'état de la pointe de l'instrument qui est introduit dans notre corps. Il est beaucoup plus recommandable de penser à ses vacances, à sa nouvelle voiture, à une activité aimée, etc.

Fermer les yeux est une bonne tactique. Cela permet de concentrer sur ce sur quoi on a décidé d'axer notre cerveau. Les yeux fermés, on ne voit pas la seringue et l'aiguille. Cela permet aussi d'ignorer le moment exact où le contact va se faire. Souvent, si on est détendu, on n'aura même pas connaissance de la pénétration de l'aiguille.

Pour compléter, on s'aide beaucoup en contrôlant sa respiration. Il est important de respirer profondément. En se concentrant sur sa respiration, on éloigne encore nos pensées de l'acte médical qui est en cours. Une bonne respiration lente, bien rythmée calme les nerfs et les muscles. Des muscles détendus se laissent pénétrer facilement et de façon indolore. Des muscles tendus deviennent des obstacles difficiles à pénétrer sans douleur, car il faut que l'opérateur utilise plus de force, c'est logique non?

Il faut se remémorer qu'on est en contrôle. L'aiguille ne vous maîtrise pas. C'est vous qui êtes en contrôle de votre vie et une piqûre ne peut changer cela. Regagnez le contrôle de vos émotions.

Gardez en mémoire que les piqûres sont une nécessité médicale. Elles vous permettront de rester en bonne santé. Éviter les aiguilles pourrait faire que vous soyez obligés d'être plus souvent en contact avec elles!

Chaque jour, des centaines de milliers de personnes reçoivent des injections. Plusieurs doivent se piquer elles-mêmes. Dans le monde de la médecine moderne, les aiguilles sont omniprésentes. Personne ne peut passer une vie sans piqûres. D'ailleurs, elles commencent à un moment où on ne décide pas pour nous-mêmes, c'est-à-dire durant l'enfance avec les vaccins. Nous sommes tous des habitués des piqûres. Nous y avons tous survécu plusieurs fois, sans dommages apparents, à part quelques secondes de léger inconfort.

Quelques secondes de léger inconfort pour se donner accès à une panoplie de soins dentaires magiques. Même si la dent a été enlevée, il est possible d'avoir accès à la magie de la céramique et dans cette situation, c'est la métallurgie qui vient à notre secours.

CHAPITRE X

Le Titane

CHAPITRE X : LE TITANE

Concurremment à l'évolution des céramiques et de l'adhésion, les années 1990 ont aussi vu l'arrivée d'implants dentaires fonctionnels. Jusque là, il y avait eu des implants en lame placés chirurgicalement sur l'os des mâchoires des patients édentés, avec peu de succès long terme. Les appareils finissaient toujours par être rejetés.

Comme c'est le cas pour de nombreuses découvertes, c'est à un hasard que nous devons l'évolution de l'implant dentaire. En 1952, le docteur Per-Ingvar Bränemark, mène des travaux de recherche en Suède sur la circulation du sang lors de la guérison osseuse.

Dans le cadre d'une expérience, il pose une caméra microscopique en titane dans la patte d'un lapin. La petite caméra placée dans un boîtier en titane permet de visualiser la circulation du sang le long de l'os de l'animal.

Après un certain temps, lorsque Bränemark voulut enlever l'appareil pour l'utiliser sur un autre animal pour une nouvelle expérience, il dût constater, avec surprise, que l'appareil était soudé à l'os. Même en employant beaucoup de force, il ne parviendra pas à séparer la caméra de l'os de l'animal. Pour lui, cela était très ennuyeux, car la caméra coûtait très cher.

Bränemark avait commencé à travailler dans les domaines de l'orthopédie et de la chirurgie plastique auparavant. Il a vite reconnu le potentiel de sa découverte. Il entrevoit facilement les applications potentielles orales et orthopédiques de souder des pièces de titane à l'os humain.

Un peu plus tard, une autre étude de Bränemark sur la circulation sanguine amène une vingtaine d'étudiants à se faire implanter une sonde en titane pour plusieurs mois. Bränemark fait alors à nouveau une découverte surprenante : les sondes n'ont provoqué ni signe d'inflammation, ni aucune réaction de rejet dans le corps humain.

Guidé par son esprit de chercheur, Bränemark veut aller au fond des choses concernant cette découverte surprenante. Il se consacre alors à l'examen de la compatibilité du titane avec le corps humain. Entouré d'une équipe de médecins, dentistes, ingénieurs, biologistes et métallurgistes qu'il a constituée, il mène désormais des recherches dans un domaine auquel il a lui-même donné le nom d'ostéointégration.

La microscopie optique permet de discerner ce qu'est l'ostéointégration. Un jointement direct, fonctionnel et structurel se forme entre le tissu osseux vivant et la surface d'un implant en titane. Avec les matériaux utilisés antérieurement (comme l'acier inoxydable ou l'alliage chrome-cobalt) du tissu fibreux se forme entre l'implant et l'os en réaction au corps étranger. Manifestement, cela ne semblait pas être le cas avec le titane.

L'ostéointégration prenait jour. Le processus par lequel une pièce en titane implantée devenait une structure permanente avec le tissu osseux vivant. Un phénomène d'abord observé par accident, est devenu une découverte majeure, un peu comme la pénicilline.

Après une période de tests sur les animaux, le Dr Bränemark et ses collègues étaient prêts pour les premiers essais humains. Le premier patient à recevoir un implant dentaire en titane, fut un chauffeur de taxi suédois, Gösta Larsson.

Ce dernier était né avec une malformation de la mâchoire. Le Dr Bränemark lui installe quatre implants en titane sur lesquels il fixe une prothèse dentaire. Pour la première fois de sa vie, Larsson peut manger et parler normalement. À sa mort, en 2006, on constata que ses implants, placés quarante ans auparavant, n'avaient posé aucun problème et auraient continué à fonctionner encore plusieurs années sans problème.

Les résultats de Bränemark ne sont pas acceptés facilement. Les sociétés suédoises de dentistes refusent de reconnaître les résultats de ses recherches jusqu'au milieu des années 1980. Elles reprochent à la méthode Bränemark, dont elles récusent le caractère de nouveauté, d'être onéreuse, dangereuse et même douloureuse.

L'ostéointégration est encore mal perçue par la communauté dentaire européenne, même si elle commence à gagner l'acceptation en Suède. Ce qui allait révolutionner le remplacement des dents manquantes semblait difficile à avaler par la communauté scientifique dentaire mondiale.

Ce n'est qu'en 1982, lorsque Bränemark présente l'ostéointégration d'implants en titane à Toronto, au Canada, que le principe est reconnu au niveau international. Une conférence a été organisée dans cette ville du Canada, afin d'offrir une plate-forme à Bränemark pour y présenter le processus et ses applications.

Le torontois, le Dr George Zarb, qui a travaillé avec Bränemark et qui a plus tard reproduit ses résultats expérimentaux, fut le principal porte-parole de la conférence. Après avoir rencontré la résistance initiale des participants à la conférence, il finit par conquérir l'auditoire en présentant les résultats détaillés de sa recherche d'une durée de plus de quinze ans.

Aujourd'hui, l'implantologie dentaire fait partie des traitements thérapeutiques les mieux documentés au niveau mondial. Des milliers d'implants sont installés chaque jour dans le monde. Des milliers de patients retrouvent la fonction masticatoire là où ils avaient perdu leurs dents.

Les débuts de l'implantologie dentaire ont surtout servi à aider les édentés à la mâchoire inférieure qui étaient jusque-là de véritables handicapés. Ils étaient condamnés à finir leur vie comme ils l'avaient commencé, c'est-à-dire en mangeant de la purée. Comme ils n'avaient plus du tout la possibilité d'avoir une alimentation normale, ce sont eux qui ont embrassé l'implantologie les premiers.

En installant quelques implants, on pouvait faire tenir la prothèse complète de façon solide et redonner une fonction masticatoire presque normale. Il n'y avait qu'un pas pour le début du remplacement d'une dent seule, par une prothèse sur implant, au lieu d'une béquille de prothèse partielle amovible qui remplit la bouche pour remplacer une seule dent.

Quand on remplace une dent isolément, une vis de titane est placée dans l'os de la mâchoire et c'est cette vis qui supporte la restauration de la dent en céramique. On a maintenant accès à des racines artificielles aussi solides que les racines des dents naturelles.

Comme la fausse dent est accrochée à la fausse racine, on n'a plus besoin de structure prothétique amovible. On n'a plus, non plus, besoin de limer les dents voisines de la dent manquante pour fabriquer un pont, c'est-à-dire une fausse dent soudée à deux couronnes sur les dents adjacentes. Il était navrant de réduire à un moignon des dents saines, seulement pour tenir la dent manquante.

C'est une autre des magies de la dentisterie moderne. La perte d'une dent n'est plus la fin ultime. Une fausse racine en titane supportant une restauration en céramique est devenue la façon la plus confortable et efficace de remplacer celle-ci.

Que ce soit à cause de négligence, une dent qu'on a laissé carier au point de la rendre non restaurable parce que même la racine est cariée, ou à cause d'une perte accidentelle traumatique, il est possible d'avoir une racine artificielle en titane. Celle-ci va supporter la fausse dent de manière efficace et vous permettre de manger et sourire normalement, sans avoir à vous embarrasser d'une pièce de prothèse amovible.

De plus, lorsque les prothèses amovibles sont déjà présentes ou la seule solution financièrement valide, le titane offre une superbe amélioration sous la forme de mini-implant.

Derrière la magie
Les Mini-implants

Utilisés comme stabilisateurs de prothèses amovibles, les mini-implants gagnent de plus en plus de popularité dans la profession dentaire, depuis qu'ils ont été approuvés par Santé Canada il y une dizaine d'années. La raison est simple, ils sont moins compliqués à installer que les implants standards.

Les mini-implants n'ont pas été conçus pour supporter une dent manquante, comme les implants standards. Leur principale utilité est de servir d'appuis pour les prothèses amovibles de patients qui ont perdu plusieurs dents et qui ne peuvent se permettre une réhabilitation fixe implanto-portée.

Les mini-implants n'ont pas été conçus pour remplacer une racine de dent perdue. Ils sont trop faibles pour supporter les forces que cela demande. Par contre, ils ont de multiples avantages quand il s'agit de stabiliser une prothèse amovible, car dans ce cas c'est la prothèse qui absorbe les forces; l'utilité des mini-implants est de l'empêcher de se promener partout si c'est une prothèse complète inférieure. Dans les cas de prothèses partielles, les mini-implants remplacent de façon avantageuse les bras actifs (crochets).

De manière générale, les mini-implants ont un diamètre équivalent à environ la moitié d'un implant standard. Avec un diamètre plus petit que deux millimètres, ces minis sont destinés expressément à l'os dense du maxillaire inférieur. Pour l'os plus tendre du maxillaire supérieur, il faut utiliser des minis légèrement plus trapus, deux millimètres et demi environ.

Dû au fait qu'ils sont de si petit diamètre, les mini-implants ne demandent pas d'ouverture chirurgicale pour leur mise en place, donc à peu près pas de douleur post-opératoire, peu d'anesthésie requise. Contrairement aux implants standards qui nécessitent de forer l'os à un diamètre prédéterminé pour les installer, les minis sont auto-taraudants. Il ne faut qu'un léger perçage de la surface de l'os, puis l'implant est vissé dans l'os.

De plus, les mini-implants n'ont pas besoin de période d'ostéointégration, comme les implants standards qui doivent souvent dormir de trois à six mois avant de pouvoir commencer à travailler. Les mini-implants eux, peuvent commencer à travailler tout de suite après la pose.

Par conséquent, les patients peuvent recevoir les mini-implants et immédiatement commencer à se servir de leur prothèse nouvellement stabilisée. Les mini-implants étant vissés solidement dans l'os, leur intégration est immédiate, malgré qu'une intégration additionnelle à un niveau microscopique se produise dans les mois suivant l'insertion du mini-implant. Ajouté à cela, le fait qu'il n'y a pas d'incision chirurgicale, le confort aussi est immédiat.

Des mini-implants pour pouvoir se défaire de crochets de partiel inesthétiques est leur application la plus géniale, pour deux raisons principales. La première est la possibilité d'éliminer complètement des crochets apparents lors du sourire. C'est une amélioration esthétique spectaculaire.

La seconde est fonctionnelle, quand la dent de support du partiel a une surface trop plate pour permettre au crochet du partiel d'avoir de la prise. Le résultat est un partiel instable qui tend à lever aussitôt qu'on mastique de la nourriture. Avec un mini-implant à la place du crochet, la stabilité est excellente et en plus, l'esthétique est améliorée.

Les mini-implants sont en général constitués d'une seule pièce. Il n'y a pas de vis interne comme les implants standards. Ils ont une tête en forme de sphère qui s'accroche dans une niche creusée dans l'intrados de la prothèse, niche garnie d'un joint d'étanchéité en caoutchouc qui doit être remplacé quand il fait défaut, après quelques années d'usage.

Il est possible de modifier une prothèse existante pour qu'elle s'accroche à un mini-implant. Il n'est donc pas nécessaire de refaire une nouvelle prothèse suite à la pose de mini-implants. Le dentiste coupe le crochet et creuse l'espace pour la niche de la tête d'implant dans l'intrados de la prothèse et celle-ci est prête à fonctionner immédiatement.

Pour ce qui est des prothèses complètes inférieures, elles peuvent être stabilisées grâce à la pose de quatre mini-implants. On sait que les prothèses complètes inférieures n'ont pas, comme les supérieures, une voûte palatine à laquelle s'accrocher par succion. Aussitôt que la crête édentée commence à se résorber (à fondre), ce qui est la normale lorsque les dents ne sont plus là pour stimuler le tissus osseux, la prothèse ne trouve plus de rétention et condamne le patient à une diète molle.

La façon idéale d'améliorer cette situation est la mise en place de quatre implants standards reliés à une barre de support. Mais si pour des raisons financières ou de manque de quantité d'os, ce traitement n'est pas possible, aussi pour des personnes à la santé compromise qui ne peuvent subir des plus longs temps d'intervention chirurgicale, quatre minis forment une solution de rechange étonnamment efficace. Il n'existe aucun adhésif à prothèse qui puisse approcher de la stabilité d'une prothèse complète inférieure retenue par quatre mini-implants.

Les mini-implants forment une option de traitement intéressante pour différentes raisons. D'abord, ils demandent moins d'investissement monétaire que les implants standards : environ la moitié du prix d'un implant standard. Ensuite, ils exigent moins d'investissement de temps, donc moins de travail manqué, souvent un seul rendez-vous suffit.

Comme la procédure est moins invasive, la plupart des patients ne subiront qu'une intervention mineure dont les complications sont très rares comparativement aux implants standards qui demandent une chirurgie plus complexe. Ils sont durables : puisqu'ils sont fixés à l'os de la mâchoire, le lien est solide. Comme pour les implants standards, les minis font croire à l'os qu'il y a des racines dedans et le décourage de se résorber comme un os de mâchoire édenté. Le résultat est confortable parce que stable. Ils sont faciles à nettoyer avec la brosse à dents. Le pourcentage de réussite dépasse les quatre-vingt-dix pour cent, comme pour les implants standards.

Les mini-implants sont incontournables quand l'os est beaucoup résorbé, parce que les dents ont été extraites depuis longtemps. Dans ces cas, la pose d'implants standards demande des reconstructions osseuses importantes, à l'aide de greffes. Ces reconstructions demandent un temps de guérison supplémentaire à celui de l'ostéointégration de l'implant; il faut parfois presqu'un an du début à la fin dans les situations de greffe.

Le mini-implant lui, à cause de sa petite dimension peut être placé dans des masses osseuses étroites et s'y ancrer quand même bien. Des crêtes osseuses ultra fines en lame de couteau sont souvent quand même capables de recevoir des mini-implants et du coup permettre au patient de retrouver une fonction presque normale.

Pour ce qui est des prothèses partielles, il y a toujours une masse d'os près des dents restantes dans lequel on peut insérer un mini et rendre le partiel stable et confortable. Un partiel stable sans crochets augmente sensiblement la qualité de vie de la personne partiellement édentée. L'entretien de la pièce prothétique est aussi facilité, parce que présentant moins de recoins difficiles à nettoyer.

Auparavant, pour arriver à des résultats semblables de prothèses partielles sans crochets, on avait ce qui s'appelait des attaches de précision. Ces attaches nécessitaient la fabrication de couronne céramo-métalliques sur les dents adjacentes au partiel. À l'intérieur de ces couronnes, on installait des boîtiers dans lesquels des attaches du partiel venaient s'imbriquer. Cette technique passablement dispendieuse monétairement avait aussi un coût biologique élevé, puisqu'il fallait parfois enlever tout l'émail de dents parfaitement saines. Le confort était là, cependant le succès à long terme était mitigé car les forces exercées par le partiel n'étaient pas assez dans l'axe long de la dent et finissaient par ébranler celle-ci avec les années d'usage.

La chirurgie courte qu'ils requièrent et le peu de conséquences post-opératoires font des mini-implants la solution de choix pour les personnes âgées avec de multiples problèmes de santé. L'intervention leur permet d'être à même de s'alimenter normalement presque immédiatement. Comme contre-indication, il y aurait l'ostéoporose sévère. L'ostéoporose sévère affecte la densité des os et rend la rétention des implants plus aléatoire.

De nos jours, il n'est donc plus nécessaire d'endurer un crochet de partiel sur une dent antérieure. Le crochet est construit là parce que les dents postérieures sont manquantes. Quand ces personnes sourient, les yeux des interlocuteurs sont automatiquement attirés vers cet appendice métallique qui détruit la beauté du sourire. Un mini-implant placé près de la dent naturelle permet d'éliminer cette pièce métallique pour toujours et même souvent d'aider le partiel à être plus stable. Pourquoi se priver de cette avancée technologique!

Derrière la magie
Deux dents essentielles

Si des prothèses amovibles constituent la seule possibilité envisageable, il y a une erreur qu'il faut essayer d'éviter à tout prix.

Bien sûr, il y a des patients qui auraient besoin d'une réhabilitation complète de leur bouche, mais pour qui, hélas, cela est monétairement impensable. Investir le prix d'une voiture de luxe dans sa bouche n'est pas à la portée de toutes les bourses. Si on ne vivait pas dans une société où les soins médicaux sont supportés par l'ensemble des contribuables, une partie des malades ne pourrait pas s'offrir des pontages cardiaques ou des traitements contre le cancer. Des choix déchirants, mais réels.

Des bouches devenues des zones sinistrées, il y en a et pour plusieurs, le seul choix qui s'offre, est l'édentement et le remplacement par des prothèses amovibles. Quand une grande partie des dents est perdue ou prête à l'être, et que les autres sont usées à plus de la moitié de leur substance originale, à moins de réhabiliter le tout avec des implants et des céramiques sur toutes les dents et tous les implants, on est obligé de passer à l'extraction complète.

Quand il n'y a pas d'autres possibilités, l'édentement complet à la mâchoire supérieure est une avenue qui, sans être idéale, est quand même vivable. La mâchoire supérieure est dotée d'une plaque osseuse appelée palais ou voûte palatine qui permet de rendre le port d'une prothèse complète supportable.

Grâce à cette voûte de muqueuse bien supportée par la plaque osseuse qu'est le palais, il se crée sous la prothèse une succion très efficace pour retenir solidement la pièce prothétique en place. Tellement efficace, que chez certains patients, on a de la difficulté à enlever la prothèse. Le résultat est qu'une prothèse au maxillaire supérieure constitue une béquille passablement efficace, permettant de fonctionner de façon relativement « normale ». Elle permet une mastication à environ cinquante pourcent de celle des dents naturelles.

Pour beaucoup de patients, il est possible de bien fonctionner avec une prothèse complète amovible à la mâchoire du haut et des dents naturelles à la mâchoire du bas. C'est le lot d'une partie de la population du Québec où l'édentement complet d'une mâchoire est beaucoup plus répandu qu'ailleurs en Amérique du Nord. Même à l'intérieur du Québec, on constate que les francophones sont près de deux fois plus nombreux en édentement complet que les anglophones, vingt pour cent versus onze pour cent.

Donc on peut fonctionner longtemps de manière acceptable avec une prothèse complète à la mâchoire supérieure qui donne un rendement d'environ cinquante pour cent et une mâchoire inférieure édentée à moitié qui donne aussi un rendement d'environ cinquante pour cent. On peut améliorer encore plus la fonction en portant une prothèse partielle à la mâchoire inférieure.

La prothèse partielle sera plus efficace, plus il y aura de dents naturelles présentes. Plus on a de supports solides présents, plus la pièce de prothèse qui est accrochée à ces supports est solide. Le résultat est que l'édentement complet du haut avec l'édentement partiel du bas est le lot de beaucoup de personnes qui parviennent à fonctionner de façon convenable avec l'équipement amovible dont ils sont dotés.

Les dents postérieures sont plus difficiles à entretenir que les dents antérieures. Les manœuvres d'hygiène demandent plus de dextérité pour les atteindre. Le résultat est que les dents postérieures, molaires et prémolaires vont succomber plus facilement aux dégâts de la carie et de la maladie parodontale.

Lorsque toutes les dents postérieures sont perdues, une par une au fil des années, on retrouve un profil répandu de patient édenté complètement à la mâchoire du haut et ne présentant à la mâchoire inférieure que les six dents d'en avant, deux canines et quatre incisives. Même avec si peu de dents présentes, ces patients porteurs d'une prothèse complète du haut et partielle du bas réussissent à réaliser une mastication acceptable.

Certains se disent incapables d'endurer la prothèse partielle inférieure et viennent à bout de s'alimenter avec une surface de mastication de seulement six dents. Sûrement que leur digestion est plus laborieuse, car il semble inconcevable qu'une si petite surface de mastication constituée de dents faites pour couper et non pour broyer puisse fournir à l'estomac une consistance d'aliments facile à transformer.

À ce stage, il faut regarder vers l'avenir. Si le patient est incapable de s'habituer à une prothèse partielle inférieure équipée de six points d'appui solides, qu'en sera-t-il si un jour il avait à faire fonctionner une prothèse inférieure complète? Terrorisant un peu, non?

Effectivement, une prothèse complète à la mâchoire inférieure est selon mon expérience un cataclysme qu'il faut éviter à tout prix. Contrairement à la mâchoire du haut, en bas, il n'y a pas de plaque osseuse palatine. Il y a une langue montée sur un plancher mou qui interdit la présence de toute pièce prothétique. Le résultat est que la succion, salvatrice à la mâchoire du haut, ne survient pas à la mâchoire du bas.

La première prothèse complète inférieure réussit habituellement à avoir un peu de stabilité, parce que l'os duquel les dents ont été extraites récemment n'a pas commencé à « fondre ». Ce n'est qu'une question de temps avant que le processus ne s'enclenche. On parle alors de seulement quelques années avant que toute architecture susceptible de tenir la prothèse en place ne soit disparue.

Plusieurs patients rendus à cette étape de résorption de crête vont carrément enlever leur prothèse inférieure pour manger! Cela en dit long sur l'efficacité d'une prothèse inférieure montée sur une mâchoire inférieure qui n'offre pas l'avantage de la succion et où la base osseuse est toute « fondue ». On pourrait qualifier d'invalides masticatoires ces pauvres personnes condamnées à la purée.

Bien sûr, il existe maintenant l'option des implants qui viennent à leur rescousse, quand ils comprennent que leur état ne leur permet plus de s'alimenter convenablement. Cette solution ramène l'efficacité masticatoire à un niveau à peu près égal à celui de la prothèse supérieure. Quand on passe de zéro à cinquante pour cent, c'est un gros gain. Mais cette avenue demandera quand même un investissement. On ne parle plus d'une voiture de luxe, mais quand même d'une motoneige.

Cette impasse aurait pu être évitée si les deux dents les plus stratégiques n'avaient pas été perdues. On parle des canines inférieures. Les canines supérieures et inférieures sont des dents d'une grande solidité de par leurs longues racines. Leur position optimale en clé de voûte de l'arcade les rend encore plus précieuses. Tout cela pour dire qu'on ne devrait jamais les faire extraire.

Même si elles sont seules, les canines inférieures peuvent ancrer une prothèse partielle. La pièce ainsi construite autour de ces deux canines aura une stabilité surprenante, comparée à une prothèse complète. Avec un entretien adéquat, il n'y a pas de raison de devoir perdre ces deux précieuses canines.

Si elles sont les deux dernières dents de la bouche et qu'elles sont beaucoup cariées, pour le prix d'un téléphone intelligent, on peut faire traiter les canaux, les couper à la hauteur de la gencive, sceller l'ouverture et faire fabriquer la prothèse par-dessus, ce qu'on appelle une prothèse hybride. Cette option minimale permet d'empêcher l'os de la mâchoire de fondre complètement et de soutenir la prothèse de façon plus satisfaisante.

L'option permet aussi, si on est prêt à investir la valeur d'un autre téléphone, de fixer dans les canaux traités des attachements boules qui s'imbriquent dans des niches dans l'intrados de la prothèse. Cette manière de faire ramène l'efficacité masticatoire à niveau semblable à celui des implants, à une fraction du coût. Avec en prime, des ancrages naturels pourvus du système hydraulique de Mère Nature, ce que les ancrages en titane n'ont pas. En plus les canines n'ont pas besoin d'être insérées chirurgicalement, elles sont déjà là!

Il faut considérer ces deux dents, les canines inférieures, comme la planche de salut de ceux qui considèrent l'édentement complet. Les conserver, ou tout au moins conserver leurs racines, fera toute la différence dans la qualité de vie à venir. Encore une fois, il faut choisir entre mastiquer avec une efficacité d'environ cinquante pour cent ou finir sa vie comme on l'a commencée, c'est-à-dire en mangeant de la purée.

S'il reste seulement les deux canines inférieures profondément cariées, deux traitements de canal suivis de reconstruction en céramique magique, offriront la possibilité de conserver deux soldats forts pour supporter la prothèse amovible et ainsi éviter la purée perpétuelle.

———————————————

De même, malgré la beauté des céramiques construites sur de fausses racines en titane, une restauration sur une racine naturelle de Mère Nature donne encore des résultats supérieurs. Même si le nerf de la dent est malade ou mort et que l'os est infecté autour de la racine, il existe un moyen de conserver la racine de Mère Nature qui lui permettra de continuer à supporter la restauration en céramique de façon confortable pendant plusieurs années, à savoir le traitement de canal.

CHAPITRE XI

Le Traitement de canal

CHAPITRE XI : LE TRAITEMENT DE CANAL

Il y a parfois des histoires de patients qui nous marquent. Pamela était une patiente irrégulière. Elle ne consultait ma clinique que lorsqu'elle était en troubles. On la voyait une fois par deux ans en moyenne, pour une réparation défectueuse ou une dent fracturée.

Elle avait quand même toutes ses dents. Pas d'espace édenté dans sa bouche : une richesse pour ceux qui savent l'apprécier. Pour Pamela, il n'était pas question de soins préventifs : trop cher.

Il lui arriva ce qui devait arriver. Un jour, elle téléphone à la clinique en douleur. À l'examen on voit une méga-carie entre sa première molaire supérieure droite et la seconde prémolaire. La carie sur la molaire est profonde. À la radiographie, l'atteinte du nerf de la dent ne peut être confirmée. Les symptômes de douleur surtout après consommation d'aliments sucrés laisse croire que peut-être la pulpe est encore viable, bien que présentant sûrement un peu d'inflammation.

Après discussion avec Pamela, la décision est prise de procéder à une obturation de ses deux dents. Sous anesthésie locale, la carie est enlevée. Décidément, la carie de la molaire est profonde, mais on ne voit pas de signes d'atteinte du nerf. On explique à Pamela qu'il y a quand même un doute sur la santé de cette dent.

Pamela rappelle à la clinique le surlendemain de l'intervention. Elle déclare une douleur persistante en haut à droite. Josée l'informe que si peu de temps après une obturation, il peut être normal d'avoir une certaine douleur, surtout si la carie était profonde. Gratter la carie jusque tout près du nerf cause nécessairement une certaine irritation au niveau pulpaire. Il faut donner une chance à la nature de guérir cette inflammation.

Il faut parfois une longue semaine à prendre des coupe-douleur pour que les choses se tranquillisent. C'est une indication que la pulpe de la dent a été agressée. Ce qu'on ignore à ce moment, c'est si la blessure est réversible ou non. Parfois, la chance fait que les bactéries de la carie n'ont pas eu le temps de pénétrer dans chambre pulpaire de la dent. Mais une attitude préventive où on fait examiner régulièrement ses dents chez le dentiste est une meilleure assurance contre les contaminations du nerf des dents.

Une carie qui est traitée alors qu'elle est débutante et petite n'aura pas de conséquences sur le nerf de la dent. La carie pourra être nettoyée et l'espace obturé sans séquelles. Plus l'intervention est tardive, moins bonnes sont les chances de santé pulpaire.

Quelques jours plus tard la molaire de Pamela redevient confortable. Il semble qu'elle s'en sorte sans problèmes. Tout va bien. Elle n'a plus de douleur quand elle mange les confiseries qu'elle aime tant. Facile de se concentrer à penser à toutes sortes de choses, mais pas à ses dents.

Plusieurs mois plus tard, en visite dans une autre ville, Pamela se réveille un matin avec une enflure de sa gencive près de sa molaire supérieure droite. Le dentiste qu'elle consulte lui prescrit des antibiotiques et lui dit de prendre rendez-vous avec son dentiste traitant pour un traitement de canal. Le nerf de sa dent est mort. Elle a un abcès et tant que les canaux de sa molaire ne seront pas traités, elle s'expose à des récidives d'enflure, possiblement plus graves.

De retour à Val-d'Or, Pamela se fixe un rendez-vous pour un traitement de canal. Le dentiste qu'elle a vu en urgence, nous a fait parvenir la radiographie de sa première molaire montrant la lésion au bout des racines de sa dent. Le jour du rendez-vous arrive, mais pas Pamela!

Pamela a parlé de traitement de canal à sa parenté et à ses amis. Elle a alors été mise au fait de toutes les légendes urbaines au sujet des traitements de racine. Le procédé a mauvaise réputation, c'est connu. Pour bien des gens, juste mentionner « traitement de canal » cause une attaque d'angoisse. Bien des gens croient que le traitement de canal est une procédure très douloureuse.

D'où viennent ces assertions. Il faut, pour répondre à cela, remonter au début de l'utilisation de cette procédure. Les premières interventions canalaires (endodontiques) étaient souvent réalisées alors que l'infection était omniprésente dans les tissus autour de la dent, ce qui réduit l'efficacité de l'anesthésie locale. Dans ces temps, souvent la dent était mal « gelée ». Le dentiste était obligé de travailler sur une « hot tooth », une dent à l'intérieur de tissus à vif.

La science a évolué. Les instruments sont maintenant mécanisés. L'opération est maintenant confortable. Pour le patient, c'est comme une séance de « plombage » plus longue. Avec les antibiotiques modernes, le gros de l'infection est évacué et l'anesthésie fonctionne normalement. De plus, la journée précédant l'intervention est beaucoup plus plaisante que celle précédant une colonoscopie!

Obnubilée par les rapports de ses consultations « urbaines », Pamela a donc décidé de ne pas aller à son rendez-vous de traitement de canal. Considérant tout ce qu'on entend, c'est presque compréhensible. Sauf, que les bactéries dans ses canaux sont toujours actives. Ce n'est qu'une question de temps avant que les problèmes d'enflure ne reviennent.

Quelques mois plus tard, Pamela arrive au bureau, sans rendez-vous. La moitié droite de son visage s'est métamorphosé en ballon de football. Elle est en douleur, incapable de fonctionner dans ses tâches de tous les jours. Problème majeur! On la met de nouveau sous antibiotiques en l'avertissant qu'il est possible qu'une telle infection ne réponde pas aux antibiotiques par voie buccale.

Deux jours d'antibiotiques plus tard, effectivement, l'enflure continue de progresser. Pamela doit se présenter au centre hospitalier où on l'hospitalise pour la traiter par antibiothérapie intraveineuse. Ayant le temps de méditer pendant ces jours à l'hôpital, elle prend la décision de faire traiter sa molaire.

Qu'est qui va véritablement se passer. Bien, on va d'abord anesthésier profondément la dent, puisque l'infection aura été éliminée par les antibiotiques. La dent va être isolée avec un mini-champ opératoire, appelé une digue. On va ensuite pratiquer une petite ouverture dans la dent pour donner accès à la pulpe (au nerf de la dent). L'espace creux à l'intérieur de la dent qu'on appelle canal et chambre pulpaire, est l'espace qui renferme les nerfs et les vaisseaux sanguins dans une dent en santé.

Quand ces nerfs et autres tissus sont infectés par les bactéries de la carie, ils causent la formation d'un abcès. En progressant, l'abcès en arrivera à transformer le visage, comme celui de Pamela, en ballon de football. Avec divers instruments et désinfectants, on va nettoyer tous les recoins des canaux de sa molaire. Les canaux de ses racines vont ensuite être remplis d'un matériau semblable à du caoutchouc (gutta-percha) qui se présente sous la forme d'un cône allongé.

Un cône va être inséré et cimenté dans chaque canal. Les canaux sont ainsi scellés. La cause de l'infection est alors éliminée. Les tissus autour de la dent peuvent enfin guérir complètement. Des radiographies subséquentes montreront la formation de nouvel os autour des bouts des racines : c'est le signe de la guérison. Les dents ainsi traitées peuvent durer toute une vie si les soins appropriés leur sont prodigués. La carie peut attaquer même une dent dévitalisée. Une bonne hygiène dentaire et des vérifications régulières permettront d'éviter les complications.

À cause des affronts carieux et de l'ouverture pour le traitement de racines, la molaire de Pamela est beaucoup fragilisée. Si elle veut éviter une fracture de sa dent enfin confortable, Pamela devra lui faire faire une couverture en céramique pour lui redonner de la force et l'assurer pour plusieurs années de service, souvent plus de vingt ans.

Échaudée, Pamela prend la sage décision de faire vérifier et nettoyer ses dents régulièrement, souhaitant éviter la répétition du malheureux épisode de sa molaire supérieure droite.

Avec toutes les façons de réparer les dégâts de la carie, surtout avec l'effet magique des restaurations céramiques, tout ce qui manque maintenant, c'est l'instantanéité.

CHAPITRE XII

L'Informatique

CHAPITRE XII : L'INFORMATIQUE

Plus on s'approchait de la fin du XXe siècle, plus les céramiques étaient performantes. De nouveaux produits sont sans cesse mis sur le marché. Presque toujours « plus meilleurs » que les précédents, presque, parce qu'il y a quand même des petits ratés. Certains manufacturiers trop pressés font faire le contrôle de la qualité par les dentistes. Il peut arriver que le produit ne passe pas bien. Mais en général, le produit améliore toujours une faiblesse existante.

On en est à produire des restaurations céramiques de plus en plus solides et de plus en plus belles. Dû au fait que la céramique est désormais liée à la dent, les fractures de céramique deviennent de plus en plus rares. Les décollements de restauration presque inexistants.

Les dents restaurées en céramique sont décidément très fiables. Certaines atteignent l'âge dentaire vénérable de plus de quinze ans. Comment peut-on améliorer une technique aussi parfaite? En la produisant plus vite!

On cherche désespérément un moyen de raccourcir le temps de fabrication pouvant aller jusqu'à deux semaines. Aussi, l'empreinte de caoutchouc est souvent difficile à réaliser de façon précise. Certains patients tolèrent mal la masse de matériau d'empreinte dans leur bouche.

C'est François Duret, un dentiste français, qui va s'efforcer à partir du milieu des années 1970 à changer ces irritants. Son idée, adapter la CFAO (Conception et Fabrication Assistée par Ordinateur) à la dentisterie.

La CFAO a été développée dans les années 1960, afin de simplifier et standardiser les techniques de réalisation de formes répétitives dans les industries de l'automobile et de l'aéronautique.

Cependant, dans le domaine dentaire, chaque pièce est unique. Aucune dent n'est identique à une autre. La forme des brisures varie à l'infini. Donc chaque pièce de prothèse est fabriquée à un seul exemplaire. À cause de ces particularités, la CFAO était réputée avoir peu d'avenir dans le domaine dentaire.

Mais François Duret persistait. Il était déterminé à extrapoler la CFAO à la dentisterie. Les bases de cette extrapolation furent centrées sur sa thèse sur l'empreinte optique. Il lui fallut plusieurs années de recherche pour réaliser cette thèse qui décrit toutes les techniques utilisées aujourd'hui en CFAO : l'utilisation d'une lecture optique 3D, d'un ordinateur et d'un centre d'usinage.

L'équipe de chercheurs français constituée par François Duret présenta ses résultats pour la première fois aux Entretiens de Garancière en 1983. Puis en 1985, au congrès de l'ADF, il fit une première démonstration de sa réalisation.

Une autre équipe travaillait à développer une méthode CFAO dentaire, une équipe constituée du Professeur Werner H. Mörmann et du Dr Marco Brandestini à l'Université de Zurich, en 1980. Le premier patient a été traité avec le prototype de la machine CEREC en 1985.

Ces réalisations des chercheurs Duret et Mörmann, bien que constituant la base de ce qui se fait aujourd'hui, étaient des premiers pas complexes. Les ordinateurs du temps accaparaient l'espace de deux gros réfrigérateurs. Pour les opérer, il fallait des connaissances approfondies en génie informatique. On était encore loin du petit chariot qu'on roule à coté de la chaise du dentiste.

En 1986, la compagnie allemande Siemens, qui allait plus tard devenir Sirona, obtient la licence pour le développement et la mise en marché de la méthode CEREC. Le CEREC 1 est arrivé sur le marché en 1987. Pas très convivial comme machine.

Il faut attendre l'année 2003, avec la sortie de la première machine CEREC 3D pour que le commun des dentistes puisse arriver à opérer cette technologie. Tout ce qui avait été produit avant était en 2D et compliqué et demandait beaucoup de temps et de travail pour produire une restauration qu'on devait finir de sculpter à la main.

Enfin, avec l'arrivée de CEREC 3D, on n'était plus obligé d'être un scientifique de la NASA ou un adolescent pour opérer ces machines. Des dentistes « ordinaires », même « baby-boomers » pouvaient y parvenir.

On peut dès lors réaliser l'empreinte optique intra-buccale. Cette empreinte optique est traitée sur place par le praticien qui réalise la restauration également sur place, à l'aide d'une unité d'usinage à commande numérique. La magie de la céramique en instantané!

Avec la CFAO directe, sans aucun doute, le confort des patients est amélioré. Le nombre de rendez-vous nécessaires pour la réalisation de l'onlay ou de la couronne ou de la facette est divisé par deux. Une seule anesthésie suffit : une piqûre au lieu de deux. L'empreinte en caoutchouc est devenue inutile. Le besoin de fabriquer une restauration provisoire est supprimé.

Le dentiste n'a plus qu'à préparer la dent. Enlever les obturations, évaluer la solidité des parois restantes et décider de la remplacer ou de les couvrir. Ensuite, prendre des images en 3D de la préparation et des dents voisines et opposées, ainsi que le mordu, le tout à l'aide d'une caméra intra-orale.

En se basant sur ces images, le logiciel CEREC crée un modèle virtuel des dents. À partir de ce modèle, le dentiste sculpte virtuellement la restauration sur l'écran. Lorsque peaufinée, la restauration virtuelle est transmise sans fil à l'unité d'usinage ailleurs dans la clinique.

La machine d'usinage va ensuite sculpter la restauration à partir d'un bloc de céramique en une dizaine de minutes. Avec quelques ajustements manuels, la couronne ou l'onlay est prêt(e) à être lié(e) à la dent.

C'est vraiment le rêve du jeune dentiste que j'étais il y a quarante ans finalement arrivé. À partir du début des années 2000, la magie de la céramique est au monde dans ma clinique, au grand plaisir de tous, dentiste et patients. Ma clinique fut la première de la région de l'Abitibi-Témiscamingue à embrasser cette nouveauté. Une décision jamais regrettée, même considérant le coût élevé des nouvelles technologies.

Malgré ses nombreux avantages, la technologie CFAO n'a pas beaucoup plus que dix pour cent de pénétration dans le monde dentaire. Sûrement à cause des coûts élevés, le monde dentaire tire de l'arrière vis-à-vis des modèles d'affaire non dentaires qui accèdent à une pénétration plus importante, plus rapidement.

L'attirance de la CFAO restera quand même le concept qu'elle offre aux dentistes et à leurs patients, la commodité de la dentisterie de céramique en à peu près une heure. Elle est enfin là, la magie de la céramique.

Bien sûr, la CFAO s'améliore sans cesse. On produit des nouvelles caméras plus performantes. Les logiciels sont continuellement améliorés. Les blocs de céramique changent de recette pour être toujours plus durs, plus solides. Mais il reste que les restaurations céramiques faites en 2003 sont toujours au travail après maintenant treize années à affronter carottes, bonbons durs, maïs non éclaté et des températures allant de -20 °C à +90 °C en quelques secondes.

CEREC, soit l'acronyme anglophone pour Chairside Economic Reconstruction of Esthetic Ceramics, a vraiment tenu ses promesses pour ma clinique. Comme pour toutes les nouveautés qu'on adopte, je me demande comment je pourrais m'en passer. Mes patients aussi y sont accros. Tout le monde y gagne avec la magie de la céramique instantanée.

Aujourd'hui, d'autres systèmes de CFAO sont arrivés sur le marché. CEREC n'est plus seul. Mais le principe de base réalisé par Duret et Mörmann est le même. Des empreintes optiques, une conception sur des modèles virtuels puis l'usinage d'un bloc de céramique tel que le dentiste l'a sculpté virtuellement. Peu importe le nom de la machine, la magie de la céramique est à nous! Elle est bien réelle et mise à profit des milliers de fois par jour, à travers le monde!

Il est maintenant possible de traiter le ou les canaux d'une dent infectée ou nécrosée et de la reconstruire en céramique en une séance de quelques heures. La dent arrive brisée, malade et repart saine et reconstituée solidement en un rendez-vous! Pour moi, c'est cela la magie de la céramique.

Derrière la magie
L'Apothéose de la magie : les réhabilitations de bouche

Même des bouches où il manque plusieurs dents remplacées par des prothèses partielles amovibles peuvent être réhabilitées entièrement par des appareils fixes. Des réhabilitations majeures de bouche permettent aux patients de retrouver deux arcades de dents fixes, fonctionnelles et belles.

Il y a des gens qui ont vécu de façon très active. Souvent des passionnés de leur travail, ils font des semaines de quatre-vingt heures, prenant rarement le temps d'aller en vacances. D'autres qui en plus d'un travail prenant s'impliquent socialement ou politiquement. Des gens qui vivent une vie occupée qui prennent peu de temps de s'occuper de leur santé.

Souvent ces personnes arrivent à la fin de la quarantaine ou au début de la cinquantaine avec un bilan de vie de réussite. Ils sont au point où ils sont devenus des experts de leur métier ou profession. Leur avenir est assuré professionnellement.

Arrive un temps où ils commencent à prendre un peu de temps pour vérifier leur état de santé. Ils sont conscients qu'ils ont négligé les rendez-vous annuels chez le médecin, l'optométriste, le dentiste, etc. Une partie de ces personnes connaissent un réveil aigu quand ils sont mis au parfum des dégâts qu'ils se sont eux-mêmes infligés par leur négligence.

Ce sont souvent des gens fonceurs, habitués à prendre des décisions et à les faire mettre en œuvre tout de suite. Ils sont centrés sur les résultats, par déformation professionnelle. Ils croient souvent qu'ils pourront facilement faire réparer les méfaits de toutes ces années subitement, par magie.

Ils arrivent au bureau du dentiste, pressés par le temps, exigeant la promptitude parfaite de l'équipe dentaire. Ils n'ont aucune idée de la montagne de travail qu'ils devront recevoir pour corriger leur situation.

Ils savent que leurs dents ne sont plus comme elles devraient être, que leurs mâchoires ne ferment plus comme déjà.

Ils savent que depuis vingt ans, ils n'ont vu le dentiste que quelques fois pour faire enlever une dent qui les faisait souffrir. Ils brossent leurs dents tous les jours, mais ils voient bien que les interstices entre les dents est rempli d'une substance dure beige-brune. Ils constatent eux-mêmes que quand ils gardent les dents fermées longtemps, ils ont des douleurs aux articulations de la mâchoire.

Ils n'ignorent pas non-plus qu'ils ont passé leur vie à consommer trop de sucre, trop de boissons acides. Certains vivent beaucoup de stress, tellement qu'ils en ont des problèmes de digestion aidés par une diète pas trop « santé ». Ces désordres digestifs leur causent des reflux acides de façon régulière.

Pour aider le tout, comme ils vivent sous constante tension, ils ont pris l'habitude de serrer et de grincer des dents. Ce tic, combiné à l'absence de plusieurs dents, produit une perte abusive de substance dentaire. Le résultat est que les mâchoires ne font plus contact à la hauteur pour laquelle l'articulation a été conçue. Ils ont perdu cinq millimètres de hauteur dentaire dans chaque arcade, ce qui fait que leur visage est maintenant un centimètre moins haut qu'avant. Leurs parents et amis trouvent qu'ils ont la face plus ronde que déjà.

Cette perte de hauteur amène des problèmes fréquents de douleurs musculaires, articulaires pouvant souvent initier des maux de tête. L'articulation endommagée reviendra rarement en parfait état, même après des corrections majeures. Des ligaments étirés, dans n'importe quelle articulation sont difficiles à guérir, c'est aussi le cas pour l'articulation des mâchoires.

Pour améliorer leur état, ces patients doivent recevoir une réhabilitation complète de leurs dents. On peut aussi appeler ces traitements reconstruction de bouche ou restauration de bouche complète. Ce sont des traitements qui demandent un investissement de la valeur d'une voiture, parfois de luxe même. De plus ces traitements ne peuvent être segmentés. Ils doivent être entrepris et complétés tous ensembles, parce qu'on change complètement la façon dont les dents s'articulent.

En quoi consistent ces traitements? Premièrement ils impliquent souvent une équipe de professionnels spécialistes dans divers domaines. Il faudra d'abord reconstruire toutes les dents restantes à la hauteur d'antan; ceci implique souvent une restauration céramique pour chacune des dents restantes. Ensuite il faut remplacer les dents manquantes. Selon que l'on veut des remplacements fixes, il faudra des implants coiffés de restaurations céramiques. Sinon, il peut être possible de faire avec des prothèses amovibles. Mais on doit absolument avoir deux arcades complètes, pour pouvoir soutenir les forces de la fonction et de la para-fonction (grincement et serrement).

Comment ces réhabilitations se déroulent-elles? D'abord, le dentiste procédera à un examen complet pour déterminer les procédures de restauration nécessaires. Cela peut consister en couronnes complètes, onlays, facettes, etc. Ensuite, il évaluera la santé des gencives. Si les gencives ne sont pas en santé, il faudra ajouter au plan de traitement nettoyage et détartrage, si la maladie est seulement débutante. Si la condition est plus avancée, il faudra avoir recours à des soins supplémentaires plus spécifiques, parfois chez le parodontiste, pour s'assurer que les dents nouvellement reconstruites aient une fondation solide.

Ces traitements parodontaux peuvent impliquer des chirurgies gingivales et des greffes d'os pour replacer les gencives à leur hauteur normale avec un soutien osseux solide. Pour déterminer la nécessité de telles interventions, le dentiste devra sonder les poches autour des dents.

Il faut ensuite planifier une hauteur de fermeture des mâchoires stable. Une hauteur à laquelle il n'y a pas de douleur quand la bouche est fermée ou à la mastication. Une hauteur qui ne cause pas d'usure ou de destruction des dents qui seront reconstituées. Ces calculs peuvent même demander la participation d'un orthodontiste pour replacer des dents qui ont basculé dans l'espace créé par la perte d'une dent voisine.

On doit aussi tenir compte de l'esthétique. La couleur, la forme, la grosseur des dents, ainsi que comment elles apparaissent en relation aux gencives, aux lèvres, au profil du visage sont tous des facteurs à prendre en considération lors d'une reconstruction complète.

Pour compléter l'examen, on procédera à des radiographies et des photographies. Des empreintes des dents du haut et du bas seront moulées, afin de fabriquer des modèles qui permettront d'étudier davantage la relation des mâchoires. Finalement, si besoin est, on référera aux spécialistes en parodontie, en orthodontie et dans les cas plus complexes, à des prosthodontistes. Ces derniers sont des spécialistes de restauration complexe de bouche.

Lorsque toutes les informations sont colligées, le dentiste élaborera un plan de traitement, étape par étape, des étapes de traitement nécessaires pour corriger les problèmes diagnostiqués et compléter la réhabilitation.

Qu'en est-il des assurances dans les réhabilitations complètes? Comme discuté dans la section sur les assurances dentaires, celles-ci ne sont pas vraiment des assurances et donc quand il s'agit de montants de l'ordre de la valeur d'une automobile, la couverture d'assurance sera de peu d'utilité, ne serait-ce que de payer pour une infime partie du coût total en accord avec le maximum annuel. Leur but n'est certes pas de couvrir les frais de réparation des effets d'une vie de négligence.

Il faut plutôt voir la remise en forme de la bouche comme un soin de santé nécessaire à la poursuite d'une vie de qualité. Souvent, la seule alternative consiste en deux prothèses amovibles complètes : deux dentiers, deux béquilles qui permettront de terminer la vie comme on l'a commencée, en mangeant de la purée.

Une réhabilitation complète, au contraire, permettra de retrouver complètement la fonction perdue d'année en année, pendant vingt ou trente ans de détérioration. Souvent, les patients recommenceront à manger des aliments qu'ils avaient mis de côté depuis belle lurette, à cause de l'incapacité de l'appareil masticatoire à les broyer.

En plus d'une fonction retrouvée, viendra en prime une esthétique améliorée. Quand les dents antérieures sont usées aux trois quarts, le sourire ne peut être resplendissant. Des antérieures reconstituées vont être beaucoup plus agréables à voir que les dents tronquées et cariées ou complètement manquantes pré-réhabilitation.

Pour entreprendre de tels traitements, il faut être déterminé. Dépendamment des soins requis, l'entreprise peut prendre de quelques mois à une année pour être complétée. Il faut anticiper des périodes moins confortables à cause de restaurations temporaires parfois problématiques. Il suffit de garder les bénéfices escomptés en vue et tout se passe bien, malgré quelques inconvénients temporaires. Ces inconvénients ne sont que des souvenirs quand on a retrouvé un appareil masticatoire ultra-fonctionnel et beau!

_____

ÉPILOGUE

J'espère ardemment avoir réussi à communiquer mon enthousiasme pour ce matériau magique qu'est pour moi la céramique dentaire. Considérant les résultats impressionnants qu'il est maintenant possible d'obtenir, ce matériau, qui date de l'antiquité, allié aux techniques du jour, opère véritablement de la magie vis-à-vis des dents dévastées par la carie et les fractures. Ce qui était un rêve, faire repousser les parties de la dent brisées, est pratiquement réalisé.

Jusqu'à ce que la médecine, avec des avancées dans possiblement les cellules souches, offre la possibilité de régénérer biologiquement la dentine et l'émail naturels des dents, les restaurations en céramique continueront, je pense, à offrir la meilleure manière de réhabiliter les dents ravagées par la carie et les fractures.

Le rêve continue d'autre part à s'améliorer sans cesse. Chaque semestre, une nouvelle céramique arrive sur le marché, encore « plus meilleure » que les autres. De la zircone ou du disilicate de lithium est ajouté(e) à la recette pour rendre le matériau plus résistant. Ou alors, c'est une résine qui est introduite pour un résultat plus élastique, donc moins cassant. Certaines de ces avancées restent, d'autres sont perdues parce que peu pratiques ou pas totalement au point.

Ce qui reste, c'est la possibilité de refaire des dents brisées de façon solide et belle. Il faut voir la bouche comme un théâtre. Ce théâtre nous permet de faire bonne impression auprès des autres humains. Pour qu'un théâtre soit apprécié, il faut que lorsque le rideau s'ouvre, on voit une scène plaisante et de bons acteurs.

Les rideaux de notre théâtre buccal, ce sont nos lèvres. Quand on les ouvre, il faut présenter une scène que les spectateurs se plaisent à regarder. Cette scène, ce sont nos gencives. Elles doivent être en santé, d'un rose impeccable et non effondrées partout.

Les acteurs, ce sont nos dents. Les acteurs doivent avoir une forme et une couleur belles pour être appréciés des spectateurs. Qui choisirait consciemment de présenter un théâtre buccal d'acteurs difformes, négligés, décolorés et dégageant une odeur nauséabonde sur une scène inégale et sanguinolente.

Les techniques de dentisterie d'aujourd'hui permettent à chacun d'obtenir son petit « théâtre » buccal agréable aux spectateurs. Notre sourire est un outil primordial d'interaction avec les autres humains. Il ne faut surtout pas avoir à hésiter de s'en servir parce qu'il n'est pas à la hauteur. Cela a été dit, on n'a jamais de seconde chance de faire une bonne première impression, et les moyens existent pour assurer cette bonne première impression.

Si la lecture de ce livre vous a été agréable et vous a rendu service, je serai le plus heureux des « apprenti-auteurs ». La restauration de dents en céramique continuera longtemps à constituer pour moi de la magie : un rêve de jeune gradué devenu réalité.

À PROPOS DE L'AUTEUR

Jean LaRocque, DMD, est le propriétaire de la clinique dentaire qui porte son nom, à Val-d'Or, au Québec. Il y pratique les différentes sphères de la dentisterie depuis mille-neuf-cent-soixante-seize. Il est membre de l'Ordre des Dentistes du Québec, de l'Association des Chirurgiens Dentistes de Québec, de l'Association Dentaire Canadienne, de l'Academy of General Dentistry, de la Société Dentaire de l'Abitibi-Témiscamingue dont il est un ancien président.

Il est le seul dentiste de sa région et un des rares au Québec à avoir obtenu le titre de Fellow de l'Academy of General Dentistry, une organisation dédiée à l'éducation dentaire continue. Pour accéder au fellowship, il faut avoir accumulé cinq cents heures d'éducation et réussi un volumineux examen écrit touchant tous les domaines de la dentisterie.

Il a été le premier en Abitibi-Témiscamingue à instaurer dans sa pratique la technique CAO-FAO de fabrication de restaurations en céramique. La clinique est toujours à la fine pointe de la technologie, grâce aux formations par les leaders mondiaux, qu'il suit partout au Canada et aux États-Unis. Cela lui permet d'offrir à ses patients le nec plus ultra de la science dentaire.

Jean est marié et a trois enfants avec qui il a accompli dans les années deux-mille-trois, deux-mille-cinq et deux-mille-sept, des missions humanitaires au Pérou et en Bolivie, dans le but de fournir des traitements dentaires à des populations dans le besoin. Assisté à chaque fois par un de ses enfants, il a traité des centaines de patients à chacune de ces trois visites en Amérique du Sud supervisées par l'organisme charitable international Medical Ministry International.

Jean pratique toujours, avec passion, sa profession, au même endroit depuis quarante ans, soit dans le complexe polyclinique de la Clinique Médicale des Pins de Val d'Or où se trouve son bureau et sa clinique dentaire.